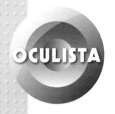 編集企画にあたって…

JN095318

　1999 年に横浜市立大学の患者取り違え事件が，2 か月後に都立広尾病院の消毒液点滴事件が立て続けに報道され，その後数々の医療過誤事件が大々的に報道されるようになり，医療過誤に厳しい目が向けられるようになった．それに伴い医療訴訟の件数も急増した．しかし，その後医療崩壊の危険が叫ばれるようになり，医療訴訟の件数も若干減少し，社会的な医療バッシングは随分と影を潜めた感がある．

　しかしながら，この 10 年の医療訴訟件数は横ばい傾向であり，医療訴訟を手掛ける弁護士は異口同音に，患者と医療関係者との間の紛争が減ったとは到底言える状況ではないと言う．筆者は 2006 年に産科医師が逮捕された福島県立大野病院事件をきっかけに医療訴訟に関心を寄せはじめ，さまざまな医療訴訟を見聞し，また医療訴訟に携わる弁護士からの相談を受けてきたが，トラブルは相変わらず各所で発生しているとの印象を持つ．もとより，医業は専門性が高く，患者と医師との間には医学に関して埋めることができない情報量の差があり，その差からくる医療行為への認識の違いをなおざりにして診療に臨めば，結果が悪かった場合にトラブルとなることはある意味当然と言える．我々医師は今もこれからも患者との紛争を減らす努力を続ける必要がある．

　このたび，本特集を企画するにあたって，眼科の医事紛争に精通する，医療側代理人として活躍する弁護士の方々に眼科医のための法律家の視点によるアドバイスを頂くこととした．紛争解決の専門家の問題認識に，豊富な眼科医事紛争事例の経験も加えて解説して頂いたので，医師が発信する紛争事例報告とはひと味違った教訓が得られることと思う．

　そして眼科でも特にトラブルを招きやすいと思われる分野について，経験豊富な先生方に，患者とのトラブル予防の観点から診療および患者への説明のポイントについて解説をいただいた．トラブル予防には診療ガイドラインのような定型的な方策がなく，医師それぞれに思いがあるところであり，思い思いに綴っていただいた．さまざまな考え方に触れることによって，自身の診療リスクマネジメントを強化するヒントを得ていただければ幸いである．

2020 年 4 月

峰村健司

KEY WORDS INDEX

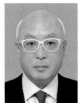

市邉 義章
（いちべ よしあき）

1988年	北里大学卒業 同大学眼科入局
1995～96年	米国テキサス州ダラス環境医学センター
1997年	北里大学眼科，講師
2009年	同，診療准教授
2014年	神奈川歯科大学附属横浜クリニック眼科，教授

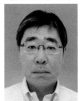

小西 貞行
（こにし さだゆき）

1991年	中央大学法学部卒業
1992年	司法試験二次試験合格
1995年	弁護士登録
2000年	小西貞行法律事務所設立

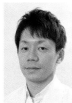

寺尾 亮
（てらお りょう）

2008年	筑波大学卒業 同大学医学部附属病院，初期臨床研修医
2010年	東京大学医学部附属病院眼科視覚矯正科，専門研修医
2012年	東京厚生年金病院〔現 JCHO東京新宿メディカルセンター〕眼科
2015年	国家公務員共済組合連合会虎の門病院眼科
2016年	東京大学大学院医学系研究科

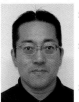

柿﨑 裕彦
（かきざき ひろひこ）

1996年	大阪市立大学卒業
2000年	愛知医科大学眼科，助手
2007年	The Queen Victoria Hospital（イギリス）留学
2008年	Royal Adelaide Hospital, University of Adelaide（オーストラリア）留学
2009年	愛知医科大学眼科，准教授
2012年	同，教授（特任）
2016年	同大学病院眼形成・眼窩・涙道外科，部長

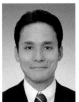

高橋 洋如
（たかはし ひろゆき）

2007年	東京医科歯科大学卒業
2010年	同大学眼科入局
2011年	保健医療公社大久保病院眼科
2013年	東京医科歯科大学眼科，医員
2016～17年	杏林アイセンター網膜硝子体フェロー
2018年	東京医科歯科大学眼科，助教

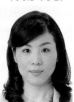

寺田裕紀子
（てらだ ゆきこ）

2006年	東京医科歯科大学卒業 日立総合病院，初期研修医
2007年	東京医科歯科大学医学部附属病院，初期研修医
2008年	同大学眼科入局 同大学附属病院，後期研修医
2009年	がん・感染症センター都立駒込病院眼科
2011年	宮田眼科病院
2013年	東京医科歯科大学眼科
2015年	東京都健康長寿医療センター眼科
2019年	同，専門医長

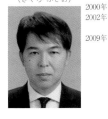

菊池不佐男
（きくち ふさお）

1991年	千葉大学法経学部法学科卒業
2000年	司法試験二次試験合格
2002年	弁護士登録，都内法律事務所勤務
2009年	菊池法律事務所設立

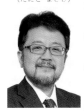

谷戸 正樹
（たにと まさき）

1996年	島根医科大学卒業 同大学眼科，助手
1999年	千原眼科医院，医員 京都大学大学院医学研究科，特別研究学生
2003年	日本学術振興会，特別研究員（京都大学ウイルス研究所，研究員）
2004年	日本学術振興会，特別研究員（オクラホマ大学ヘルスサイエンスセンター眼科，研究員）
2006年	島根大学眼科，講師
2014年	松江赤十字病院眼科，部長
2018年	島根大学眼科，教授

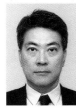

平沼 大輔
（ひらぬま だいすけ）

1991年	中央大学法学部法律学科卒業
1996年	明治大学大学院法学研究科民事法学専攻博士前期課程修了
2004年	司法試験二次試験合格
2006年	弁護士登録（第一東京弁護士会所属） 平沼髙明法律事務所勤務

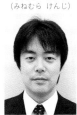

峰村 健司
（みねむら けんじ）

1992年	東京大学理学部地学科地理学課程卒業
2001年	同大学医学部卒業 同大学眼科入局 武蔵野赤十字病院眼科
2005年	久我山病院眼科
2010年	河北総合病院眼科
2011年	こはら眼科
2013年	関東中央病院眼科，部長
2015年	順天堂大学大学院医学研究科博士課程（病院管理学）入学 こはら眼科
2019年	順天堂大学大学院医学研究科博士課程修了，非常勤講師

眼科におけるリスクマネジメントのポイント

編集企画／こはら眼科／順天堂大学病院管理学講座非常勤講師　峰村健司

Monthly Book
OCULISTA
編集主幹／村上　晶　　高橋　浩

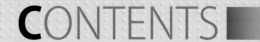

No.86 / 2020.5 ◆目次

「OCULISTA」とはイタリア語で眼科医を意味します．

ストレスチェック時代の

睡眠・生活リズム
改善 実践マニュアル
―睡眠は健康寿命延伸へのパスポート―

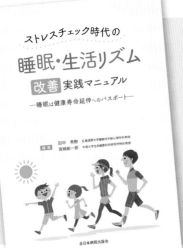

編集 田中　秀樹　広島国際大学健康科学部心理学科教授
　　　　宮崎総一郎　中部大学生命健康科学研究所特任教授

2020年5月発行　B5判 168頁 定価（本体価格3,300円＋税）

睡眠に問題のある患者さんに、どのように指導・説明し、生活習慣やストレスを改善するのか？
子どもから高齢者まで誰にでも実践できる睡眠指導のノウハウをこの一冊に凝縮しました！

CONTENTS

本書巻末に実際に使用している資料を掲載！

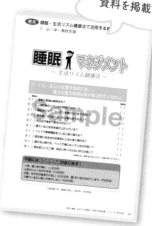

 全日本病院出版会
〒113-0033　東京都文京区本郷 3-16-4　Tel：03-5689-5989
www.zenniti.com　　　　　　　　　　　　　　Fax：03-5689-8030

MB OCULI. No. 86：1−8, 2020

特集／眼科におけるリスクマネジメントのポイント

医事紛争の基礎知識

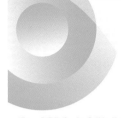

OCULISTA

菊池不佐男*

Key Words： 医事紛争(medical dispute)，医療事故(medical accident)，医療過誤(medical malpractice)，示談 (settlement out of court)，紛争外解決手続(alternative dispute resolution：ADR)，調停(media- tion)，裁判(trial)

Abstract：医師にとって一旦患者との間で医事紛争となると，その精神的負担は計り知れない ものがある．それゆえ，医事紛争を理解することは，無用な医事紛争を避けたり，起きてしまっ た医事紛争に対して適切な対応をしたりする等，必要な対策を立てることにつながる．医師が 患者と医事紛争となったことを訴訟提起されて初めて知るということは稀で，患者からの口頭 や書面による損害賠償請求，診療記録に対する証拠保全等によることが一般的である．医事紛 争の解決方法としては，示談・ADR・調停・訴訟等があり，それぞれのメリット・デメリット がある．究極の解決方法は訴訟であり，1年間に訴訟提起される医療訴訟の件数は，全国で800 件前後で推移している．そのうち，眼科の占める割合は2.5%程度であるが，訴訟件数の少なさ がトラブルの少なさと一致するわけではない．裁判例となって現れた傾向としては，白内障手 術や近時ではレーシックに関する訴訟が目立つ．

はじめに

医師にとって一旦患者との間で医事紛争となる と，たとえ医師賠償責任保険に加入していて経済 的負担を免れることができたとしても，その精神 的負担は計り知れないものがある．その原因は， 医事紛争が医師にとって専門外の出来事であり， 訴えられるのではないか，訴えられたらどうなる のか，医師免許は大丈夫なのか，近所の評判にな り患者が減るのではないか，というさまざまな不 安が押し寄せてくるからと想像する．

しかし，医師には応召義務があり，患者を選ぶ ことができないうえ，医療行為は不確実なもので あり，正しい医療行為を行ったとしても結果が伴 わないこともある．また，正しい説明をしていた としても，患者の理解が不十分だったりすると，

患者との間でトラブルになることはある．しか も，患者の要求がいわゆる不当要求だったりする と，トラブルの原因自体がわからないこともある．

それゆえ，医事紛争は避けられないものという 認識を前提に，医事紛争を理解することは，無用 な医事紛争を避けたり，起きてしまった医事紛争 に対して適切な対応をしたりする等，必要な対策 を立てることにつながる．

そこで本稿では，医事紛争の基礎知識と銘打っ て解説を行い，医事紛争とはどのようなものか， 読者の医療紛争に対する理解および対策の一助と なればと思う．

なお，医事紛争を理解するにあたっては，まず は用語の意味を正確に理解する必要がある．とい うのも，一般的なイメージとしては，「医療事故＝ 医療過誤」と思われがちだが，医療事故と医療過 誤はイコールではない．それゆえ，用語の意味を 正確に理解していないと，医事紛争全体を正確に

* Fusao KIKUCHI，〒160-0004 東京都新宿区四谷 2-8 第2河上ビル8階 菊池法律事務所，弁護士

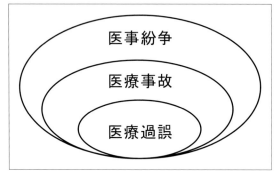

図1. 医事紛争, 医療事故, 医療過誤の関係

理解できなくなる.

　ただし, ここですべての用語の意味を網羅して解説するのは無理なので, まず初めに医事紛争, 医療事故, 医療過誤という基本的な用語の概念(図1)を整理したうえで本題に入っていくことにする.

1. 医事紛争

　医事紛争とは, 医療行為に関連して発生した医療機関と患者との間のトラブルをいう. 医事紛争には医療事故を前提として患者側が医療関係者にクレームをつける場合と, 医療事故を前提とせずに患者の誤解等に基づいて医療関係者にクレームをつける場合がある. 後者は, 医療機関側の過誤に至らないちょっとしたミスにつけ込んで不当要求を行う, いわゆるモンスターペイシェントが問題になっている.

2. 医療事故

　医療事故とは, 医療行為から起因して思いがけず発生した悪しき結果をいう. 「事故」は必ずしも過失に限定されないので, 医療事故には, 医療関係者の過失によるものだけでなく, 不可抗力のように医療関係者の責任が問われないものも含まれる. ちなみに, 医療事故調査制度の対象はこの医療事故が前提である.

3. 医療過誤

　医療過誤とは, 医療事故のうち, 医療機関側に過失がある場合をいう. 医療過誤を起こした医療機関は, 患者(死亡の場合は相続人)に対し, 損害賠償責任を負うことになる.

医事紛争の発生と解決手段

1. 医事紛争の端緒
a) 医事紛争が起きたことの認識

　では, 患者との間の医事紛争はどのように発生するのか, その端緒(きっかけ)は何であろうか. また, 医事紛争が発生した場合, どのような対応をすべきであろうか.

　そもそも, 医事紛争の端緒において, 最初から訴訟に至るケースは稀である. 最初は, 担当医師や病院が患者(または代理人弁護士)から口頭や書面でのクレームを受けて, 患者との間で医事紛争となったことを認識する場合が多い.

　また, 裁判所によって行われる証拠保全手続により, 医事紛争となったことを認識する場合もある.

　以下, 医事紛争を認識するパターンを解説する.

b) 書面による請求

　患者やその代理人弁護士から, 書面で損害賠償請求を受けることがある. その書面は内容証明郵便で送られてくることが多く, 初めて受け取った場合, 通常はどのように対処して良いかわからないだろう.

　なお, 代理人弁護士が作成する場合には, 患者の主張する医療過誤の内容が法律上の請求として整理され, このような過失があったと主張する内容が記載されていることが多いが, 患者本人から送られてくる場合には, 漠然と悪しき結果に対する責任しか書かれていない場合が多い.

c) 証拠保全

　証拠保全とは, 民事訴訟法の規定によると, あらかじめ証拠調べをしておかなければその証拠を使用することが困難となる事情があると裁判所が認める時に, 患者の申立てによって証拠調べをすることをいう(民事訴訟法234条). つまり, 訴訟提起の前にあらかじめ証拠調べをすることにより, 裁判所に診療録等の証拠調べをしてもらい, 診療録等の改ざんを防ごうという手続である.

　これだけではイメージできないと思うので, よ

り具体的に説明すると，病院や診療所の昼休みくらいの時間（診療時間と重ならないように，という裁判所の一応の配慮）に執行官と呼ばれる裁判所職員が裁判官の証拠調べを行う，という決定書面を持参し，「（一般的には）1時間後にこの病院で証拠調べを行うので，患者○○さんの診療記録の準備をしておくように」と通告される．予告された時間になると，裁判所からは裁判官と裁判所書記官，患者側からは代理人弁護士と書類の謄写業者（一般的にはカメラマン）がやって来て，病院の会議室等を使い診療記録を調べる，という手続である．このように行われた証拠調べの結果は，調書と呼ばれる裁判所の記録となり，後日の加筆，修正，改ざん等ができないようになる（具体的には，カルテの写真撮影が行われ，調書に添付される）．もっとも，紙のカルテを使用していた時代は，後日の加筆，修正，改ざんがないか等，記載を一々チェックしていた．しかし，電子カルテが普及すると更新履歴や更新者の記録が残るので，電子カルテの更新方法の説明や更新履歴等のプリントアウトを求められたりと，証拠保全の様相が変わってきたようである．

d）診療記録開示請求

上記のように，電子カルテの普及によりカルテ改ざんが困難であると認識されると，むしろ病院や診療所に対し，通常の手続によって診療記録の開示請求を行うケースが増えた．もちろん，例えばセカンドオピニオンの場合にも診療記録の開示が行われるので，診療記録開示請求がそれだけで医事紛争に直結するとは限らないが，書面による請求と相まって診療記録開示請求が行われる場合には，当該患者との間で医事紛争となったことを認識するケースが多いであろう．

そして，現在，診療記録の開示手続をあらかじめ定め，希望する患者に開示している病院は多い．一方，個人経営の診療所では，診療録の開示手続を明確に定めていない場合が多いと想像する．

しかし，個人情報取扱事業者には個人情報保護法が適用され，当該個人から個人情報の開示請求

があった場合，当該個人情報を開示しなければならないと定められている．これは，個人経営の診療所であっても個人情報取扱事業者となるので，患者から診療録の開示請求があった場合，診療録を開示しなければならないということになる．

2．医事紛争が発生した際の対応

患者からのクレームを受け取り，医師や病院に損害賠償を請求する書面が送られてきた場合，どのように対応すれば良いか．

a）口頭でクレームを受けた場合

口頭で直接クレームを受けた場合には，まずは患者が何を訴えようとしているのか耳を傾け，理解することが大切である．患者の訴えを聴き，医療行為の内容についてのクレームであれば，患者の訴えに理由があるか，患者の誤解に基づくものか判別する必要がある．

患者からの訴えを聴いた結果，明らかな誤解に基づくものであれば，誤解に至った医療行為の内容，経過等を説明し，誤解を解く必要がある．医師は，医療行為の前だけでなく，事後にも説明義務があるので，誤解を解くための説明も説明義務の一環ということになる．

一方，患者の訴えに理由があるならば，患者の訴えに対し，何を求めているのか聴き取らなければならない．患者が具体的に何を要求しているのか聴き取り，損害賠償等の金銭的要求があれば，速やかに対応する必要がある．つまり，もし賠償をする必要があるのならば，謝罪をしたうえで，解決に向けて示談交渉を行う必要があるからである．

b）書面が送られてきた場合

患者（または患者の代理人弁護士）から損害賠償を請求する書面が送られてきた場合にも，基本的には患者が何を言おうとしているのか，書面の趣旨を読み取る必要がある．そして，書面に損害賠償のような具体的な請求が記載されている場合には，速やかに関係各所に事故報告を行い，どのような回答を行うのか等，書面に対する一定の対応を行う必要が出てくる．

書面による請求の場合，患者の医師や病院に対する感情が強い場合が多く，裁判を辞さない覚悟で行われるため，回答はより慎重に行う必要がある．

c）関係各所への報告

もっとも，医師は医療の専門家であるものの，患者との示談交渉については専門家ではない．それゆえ，賠償の必要性や賠償の内容・方法について，何も知識を持っていないのが通常である．

したがって，患者からクレームを受けた場合，病院であれば，速やかに担当部署に報告する必要がある．また，個人病院であれば地域医師会や，医師賠償責任保険に加入している場合には保険会社に報告することになる．

そして，病院であれば事務方が患者対応することになるが，個人病院の場合，保険に加入していたとしても，原則として，院長自ら対応しなければならないので，その精神的負担は大きい．

このように，関係各所に事故報告を行った結果，代理人弁護士に委任したうえで回答する場合もある．医師賠償責任保険に加入している場合，弁護士費用は保険で賄える場合が多い．

3．医事紛争の解決方法

前項で示談交渉という言葉が出てきたが，ここで医事紛争の解決方法について整理する．

a）示談による解決

示談交渉が合意に至った場合に，当事者間において示談契約を締結して解決する方法である．当事者間で示談書を取り交わすのが一般的であるが，公証人に依頼して公正証書を作成することもある．

（i）メリット

①相手方とスムーズな交渉ができれば迅速な解決が可能
②医療機関側にとっては，訴訟よりも支払う賠償金が少ない場合が多い
③弁護士に依頼した場合でも，弁護士費用等の費用が安い
④訴訟のような複雑な手続が不要

⑤紛争になっていることが公にならないことが多い

（ii）デメリット

①医療機関側に過誤がないと主張する場合には，訴訟よりも長期化することもある
②蒸し返しの可能性がゼロではない

しかし，示談交渉が決裂し，示談による解決に至らなかった場合，通常は，以下のような手続に進むことになる．

b）ADR（訴訟外紛争解決手続）による解決

ADR という言葉はあまり馴染みがないかもしれないが，公正な仲裁人またはあっせん人等が間に入ることにより，裁判によらないで当事者の合意に基づいて紛争を解決する方法のことをいう．現在，東京三弁護士会，大阪弁護士会，愛知県弁護士会等，12 の弁護士会が中心となって医療 ADR を実施している．この医療 ADR は，患者側と医療機関側それぞれの立場において医事紛争の解決経験が豊富な弁護士が仲裁人やあっせん人となって仲裁・和解あっせんを行い，医事紛争解決を目指すもので，弁護士会によっては医師が調停委員や専門委員として関与しているところもある．

また，茨城県では医師会主導で弁護士会と市民代表，学識経験者らが「茨城県医療問題中立処理委員会」を組織し，千葉県でも同様に医療関係者と弁護士，法学研究者が共同で NPO 法人「医療紛争相談センター」を運営し，それぞれ医療 ADR 機関として活動している．

紛争解決の形式としては，後に述べる調停手続に類似している．

（i）メリット

①訴訟よりも迅速，簡易に解決することができる
②仲裁人またはあっせん人が間に入るので，患者やその代理人弁護士と直接交渉をする必要がない
③非公開の手続なので，紛争となっていることが公にならないことが多い
④仲裁人またはあっせん人となっている弁護士は，裁判所の調停委員よりも（医療ではなく）医

事紛争に精通している場合が多い

（ⅱ）デメリット

①民間による運営なので，毎回の期日手数料と成立手数料が必要となる

②事実関係や医療行為の評価について争いがある場合，解決が困難である

③すべての弁護士会で実施されているわけではない

　ｃ）調停による解決

　調停とは，裁判のような判決による解決ではなく，一般市民から選ばれた調停委員（通常は 2 名）が裁判官とともに間に入り，当事者による話合いを行い，合意することで紛争の解決を図る手続である．

（ⅰ）メリット

①訴訟よりも迅速，簡易に解決することができる

②調停委員が間に入るので，患者や患者の代理人弁護士と直接交渉をする必要がない

③調停調書には，判決と同様の効力がある

④紛争となっていることが公にならないことが多い

⑤医事紛争の場合，医師が調停委員の 1 人であることが多く，医学的知見が得られることがある

（ⅱ）デメリット

①医師の調停委員の専門科目が紛争の対象となっている診療科目と一致しているとは限らない

②調停委員が必ずしも紛争解決の専門家とは限らず，正しい解決の方向性に導かれない場合もある

③ADR と同様，事実関係や医療行為の評価について争いがある場合，解決が困難である

　ｄ）裁判による解決

　裁判とは，原告（通常は「患者」）が被告（通常は「医療機関」「医師」）に対して，自己の個人的な権利を主張し，その権利の実現を求めて裁判所に訴える手続である．

（ⅰ）メリット

①相手方と直接交渉をする必要がない

②和解による解決も可能

③判決や和解調書により強制執行が可能となる

④医療機関にとっては，請求棄却の判決をもらうこともメリットといえる

（ⅱ）デメリット

①公開の手続なので，紛争が報道される等，公になる場合がある

②解決まで時間が掛かり，手続が専門的で複雑である

③主張を裏付ける証拠がない場合，主張が認められない場合がある

④裁判官が医療に精通していないため，判決に納得が得られない場合がある

裁判に関する統計

　判決には強制執行という強制力があることから，紛争解決の究極の手段は訴訟ということになるが，1 年間でどの位の数の訴訟が提起されるのだろうか．

　最高裁判所のウェブサイトから裁判に関する統計をまとめたのが，表 1 である．

1．新受件数について

　東京地裁では，医療事件の増加を受けて平成 13 年に医療集中部が発足され，東京地裁に提起される医療事件は 4 か部（民事第 14 部，第 30 部，第 34 部，第 35 部）に集中して配点されることとなった（現在では，12 の地方裁判所に医療集中部が存在する）．その結果，横浜市立大学附属病院の患者取り違え事件，都立広尾病院の薬剤取り違え事件や杏林大学医学部付属病院の割りばし死事件等の事件が重なり，医療訴訟に対する注目が高まっていたことも相まって，新たに医療訴訟が提起される件数（新受件数）が増加した．

　しかし，医療訴訟の件数は平成 16 年をピークに減少に転じ，現在では 800 件前後で推移している．これは，医事紛争の解決手段の多様化，事例の集積により紛争解決の見通しが立てやすくなったこと，医療機関における医療安全に対する意識の高まり等，さまざまな要因があると思われる．

　ただし，医事紛争のうち訴訟に至る事案はほん

表 1. 裁判に関する統計のまとめ

	新受件数	認容率(%)	和解率(%)	平均審理期間(月)
平成 11 年	678	30.4	46.9	34.5
平成 12 年	795	46.9	45.9	35.6
平成 13 年	824	38.3	44.0	32.6
平成 14 年	906	38.6	43.8	30.9
平成 15 年	1,003	44.3	49.1	27.7
平成 16 年	1,110	39.5	46.1	27.3
平成 17 年	999	37.6	49.8	26.9
平成 18 年	913	35.1	53.3	25.1
平成 19 年	944	37.8	52.2	23.6
平成 20 年	876	26.7	50.0	24.0
平成 21 年	732	25.3	49.7	25.2
平成 22 年	790	20.2	53.0	24.4
平成 23 年	770	25.4	50.7	25.1
平成 24 年	788	22.6	51.3	24.5
平成 25 年	802	24.7	49.6	23.3
平成 26 年	864	20.4	46.9	22.6
平成 27 年	830	20.6	49.2	22.8
平成 28 年	862	17.6	51.1	23.2
平成 29 年	839	20.5	54.4	24.3
平成 30 年	785	18.5	52.4	23.5

(裁判所ウェブページ「医事関係訴訟に関する統計」より)

の一握りであるから，決して医事紛争全体が減少したということにはならない．

2．認容率について

医療訴訟の認容率（原告の勝訴率）は，医療集中部発足後，概ね30％台後半で推移していたが，平成20年に20％台になったのをきっかけに，現在では20％前後で推移している（認容には，例えば5000万の請求に対して100万円の認容判決のような一部認容も含むので，実質的な勝訴率はもっと低い）．これは，平成20年8月の福島県立大野病院事件における無罪判決や医事紛争の解決手段の多様化等が影響しているといわれている．

なお，一般事件の認容率が80％台であることからすれば，医療訴訟は医療機関側がより一層勝訴しやすくなったと思われるかもしれない．しかし，和解率の高さ（通常事件は35％前後）が示すように，医療機関側に責任が認められる見込みの事案の場合，医療機関側は判決ではなく和解に応じる傾向があるため，認容率が低く見えるに過ぎない．一方で，患者側にとって勝訴の見込みがあったとしても，厳格な立証が要求され，見通しが不確実な判決よりも，確実な和解を選択することが多いことも和解率の高さの一因といえる．

3．平均審理期間について

平均審理期間は，医療集中部発足後から短縮傾向にあり，現在では20か月台前半で推移している．これは，医療集中部の発足により，医療事件の運営が定型化し，円滑に進行するようになった影響が大きい．もっとも，通常事件の審理期間が平均9か月前後であることからすれば，医療事件はその3倍近くの審理期間が必要となっていることになる．そして，医療事件の高度な専門性という性質からすると，これ以上の短縮は難しいと思われる．

4．診療科目別割合について

医療訴訟における診療科目別の割合は，表2の通り．年によって多少の入れ替わり（例えば歯科と整形外科など）はあるが，概ね同様の傾向で推

表 2. 診療科目別既済件数（平成 30 年）

内科	外科	歯科	整形外科	産婦人科	精神科	形成外科	眼科	皮膚科	泌尿器科	耳鼻咽喉科	小児科	麻酔科	その他	合計
192	122	98	84	47	37	24	19	17	16	10	7	4	90	767

（裁判所ウェブページ「医事関係訴訟に関する統計」より）

移しているといって良い.

　なお，この統計は既済（終了した事件）の集計なので，新受件数とは数字が異なることに注意してほしい.

　眼科の割合は，平成 30 年の場合，全体の約 2.5％であり，全体の占める割合はそれほど多くはないといえる.

　しかし，訴訟提起は，訴額や立証の見通し等，さまざまな要素から訴訟手段を採ることが適切か検討されてなされるものであるから，訴訟件数が少ないこととトラブルが少ないことが一致するわけではない.

眼科医療事故の傾向（裁判例を中心に）

　裁判例に現れた眼科医療事故を事故の形態ごとに整理すると，以下の通りになるが，圧倒的に外科的治療が問題となった事案が多い.

1．外科的治療が問題となった事案

①レーザー角膜内切削形成術（いわゆる LASIK 手術）において，薬事法 14 条による製造販売の承認を得ていない医療機器を用いたこと，およびこの説明を欠いたことにつき，いずれも過失がないとされた事案（東京地裁 平成 20 年 1 月 30 日判決）

②レーシック手術を受けたことにより視力が遠視化したなどとして，患者が医師に対して損害賠償の支払いを求めたところ，手術の合併症として術後遠視が生じる可能性があることについての説明が不十分であったとして慰謝料が認められた事案（大阪地裁 平成 21 年 2 月 9 日判決）

③左眼の黄斑円孔に対する硝子体手術後に視力が低下したことについて，術中の眼圧低下によって駆逐性出血等が生じる危険を擬態的に予見することは不可能であるとして過失を否定した事案（大阪地裁 平成 21 年 11 月 24 日判決）

④硝子体切除等の手術を行った際，眼球周辺に強膜プラグが残置された場合に，約 10 年後にその事実を知った患者に対する慰謝料が認められた事案（東京地裁 平成 22 年 8 月 30 日判決）

⑤Intra LASIK 手術を受けた患者が，本件手術によって，右眼に角膜混濁，角膜皺形成などの障害が発生し，右眼の視力が低下したまま矯正不能な状態に陥ったなどと主張して損害賠償を求めたところ，担当医師がスパーテルを誤った位置へ侵入させ，患者の右眼角膜を損傷させた注意義務違反があるとして請求を一部認容した事案（東京地裁 平成 23 年 10 月 6 日判決）

⑥眼内レンズを挿入していた患者が，健康診査のため眼科を受診した当日に後発白内障のレーザー手術を受けた場合において，執刀医にレンズ破損のおそれについての説明義務違反が認められた事案（東京高裁 平成 26 年 9 月 18 日判決）

⑦左眼の黄斑上膜に対して，硝子体手術および水晶体再建術の併用手術を受けた患者が，左眼の視野欠損等の症状が生じたとして手術手技上の義務違反等を主張し，損害賠償を求めたところ，医師の過失が否定された事案（東京地裁 平成 28 年 1 月 21 日判決）

⑧左眼の白内障手術を受けた患者が，医師の術後管理義務違反によって本件手術中または本件手術直後に発症した虚血性視神経症が不可逆的なものとなって視力低下および視野欠損障害が残った，また，説明義務違反がなければ本件手術を受けなかったなどと主張し，損害賠償を求めたところ，医師の過失が否定された事案（横浜地裁 平成 29 年 1 月 29 日判決）

⑨糖尿病に罹患していた患者が右眼の白内障手術を受けたことに関して，医師には，本件手術に先立ち，網膜光凝固術や内科医と連携した血糖コントロール等をしなかった注意義務違反，本

件手術後，早期に網膜光凝固術をしなかった注意義務違反，緑内障に対する適切な処置をしなかった注意義務違反，または説明義務違反があり，その結果，右眼を失明したなどと主張して，損害賠償を求めた事案において，医師の過失を否定した事案（東京地裁 平成 29 年 7 月 27 日判決）

⑩左眼白内障手術を受けた患者が，手術後に網膜剝離を発症してほぼ失明状態に至ったことにつき，医師には本件手術を途中で中止すべきであったにもかかわらず続行した注意義務違反があると認められた事案（鹿児島地裁 平成 30 年 5 月 22 日判決）

2．診断，投薬等が問題となった事案

①コンタクトレンズを装用し，左眼の乾燥や痛みを訴えて受診した患者が角膜炎症や混濁等が認められたのに，コンタクトレンズの使用の中止を指示しなかった眼科医師に過失があるとして損害賠償責任が認められた事案（大阪地裁 堺支部 平成 14 年 7 月 10 日判決）

②円錐角膜症の治療のための角膜移植手術後に散瞳薬ミドリン P を約 10 日間にわたり 1 日 6 回の割合で点眼投与したことが不可逆的な散瞳症の原因として，散瞳薬の投与回数を間違えた過失があるとした原審判決を破棄し，過失を否定した事案（東京高裁 平成 20 年 2 月 12 日判決）

③網膜剝離を発症して 1 眼を失明した患者につい

て，医師の転送義務違反を認めたが，担当医師が適切な時期に転送義務を果たしていたとしても，患者が失明を免れた相当程度の可能性を認めることはできないとして，損害賠償責任が否定された事案（東京高裁 平成 28 年 2 月 24 日判決）

まとめ

医療訴訟における眼科の占める件数は，年間 20 件前後であるので，ハッキリとした傾向があるわけではないが，調べることができる範囲では白内障手術や近時はレーシックに関する訴訟が目立つ．

少し古いが，日本眼科医会で平成 18 年度～20 年度にかけて行った調査でも，手術に関連する紛争としては白内障によるものが最も多かったとのことであり，この傾向は現在でも変わらないと思われる．なお，同調査では，手術以外の治療に関する事例では緑内障治療に関するもの，診断に関しては網膜剝離や緑内障の見落としが多いとのことであった．

なお，眼科の場合，治療の成果や診断ミスは視力という，まさに目に見える結果となって現れるケースが多いため，悪しき結果となった場合，被害感情も強く，思わぬトラブルになることも多い．それゆえ，このようなトラブルを防ぐためにはインフォームドコンセントを十分に行い，その結果を診療録に残しておくことが重要となる．

MB OCULI. No. 86：9〜15, 2020

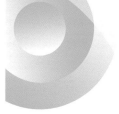

特集／眼科におけるリスクマネジメントのポイント

眼科診療にまつわるトラブル

小西貞行*

Key Words： 医事紛争(medical dispute)，医療過誤(medical malpractice)，注意義務(duty of care)，クレーム (complaint)，トラブル(trouble)

Abstract：当事務所で取り扱った眼科診療にまつわる医事紛争事例70件について，紛争発生の類型を，診断の誤り・遅れが指摘されたケース，薬剤の取り違えに関するトラブル，視機能・視力矯正治療にまつわるトラブル，治療不奏効，手技の誤り，と整理した.
　　ここでは法的な意味における責任には踏み込まず，紛争が発生する背景事情について検討をするとともに，紛争化を減らすための方策などについて考察した.

はじめに

　当事務所で関与した眼科の診療にまつわる医事紛争事例について，直近の70件を取り上げて，どのような場面で紛争が生じているか整理をしてみた.

　ここでは法的な意味における過失判断には踏み込まず，どのような類型で紛争が生じているか，どのような背景から紛争が生じているか，どのような方策が取られるべきかを考察してみたい.

診断の誤り・遅れが指摘されたケース

　傷病の診断に誤りがあった，もしくは不必要に時間を要した，そのために傷病が増悪して障害が残存した(あるいは治療期間が長期化した)と指摘をされる類型である.

1．緑内障の診断遅延

　高眼圧などの所見にもかかわらず眼底検査・視野検査の実施が遅れ，診断までに時間を要したとするケースである.

* Sadayuki KONISHI, 〒104-0061　東京都中央区銀座 7-16-15 清月堂本店ビル 8 階　小西貞行法律事務所，弁護士

　高眼圧を認識しながら緑内障に思いが至らなかったとするケースが典型的であるが，患者に検査実施の必要性を十分に認識させず，病識のないままに時間が経過してしまうといったケースも存在する.

　例：他の症状のために来院した患者に対して眼圧検査を行ったところ，高眼圧の所見があった. 医師が患者に対して眼底検査・視野検査の実施を勧めたが，患者は多忙を理由に同日の検査実施を断った. 医師は，後日必ず検査を受けにくるよう患者に説明したが，検査実施の必要性についてまでは説明しなかった.
　そのため患者は大したことはないだろうと軽信し，検査を受けないまま時間が経過し，緑内障が進行した.

　緑内障は静かに進行し，患者が病識を持たないまま時間が経過すると手遅れとなる危険性のある疾患である. 疑いを持ったならば単に検査を勧めるにとどまらず，検査の必要性や治療を怠った場合の危険性などについてまで説明を行うことが必要的である.

　ところで，緑内障という疾患がどの程度一般的に知られているかについて，ある製薬会社が実施

した調査では，一般層の 79.2% が「緑内障が日本での失明原因の第 1 位である」という事実を知らず，そもそも緑内障について「全く知らなかった」または「名前のみ知っていた」と回答した一般層は 39.2% にも達しており，他方で「点眼治療は，一生涯続ける必要がある」と知っていた人は 13.3% にとどまった．この現実を目の当たりにすると，高眼圧を呈する患者にさらに検査を勧めるに際し「緑内障の可能性がある」「失明の可能性がある」といった程度にとどまらず，さらに踏み込んだ説明が求められよう．

2．網膜剝離の診断遅延

これが問題となるケースは，大きく 3 パターンがある．

a）経過観察指示の直後に網膜剝離と診断されるパターン

急激な視力低下などを訴えて受診したものの確定診断に至らず経過観察とされたところ，直後（数日内）に症状が急激に悪化して網膜剝離と診断されるパターンである．

訴えにもかかわらず散瞳下の眼底検査まで実施されておらず，したがって検査実施義務に違反があったと指摘されることが多い．

もっとも，散瞳下の眼底検査を実施しないのは，忙しいから，あるいは今日はサングラスを持っていないからなどといった患者側の事情による場合が多い．しかし，医療的な知識を十分に持ちえていない患者に検査を受けなかったことの責任を負わせることはできない．最後に判断をするのは患者自身であるとしても，その判断が適切なものとなるよう，医師としては検査の必要性，検査を行わなかった場合に想定される不利益などについて説明（場合によっては説得）を行うべきである．

また，そのうえで患者が当日は検査を受けないと判断したとしても，症状がどのように進展してきた場合には早急に受診すべきかについてしっかりと説明を行っておくべきであろう（むろん，これらの経緯についてはカルテにも詳記する）．

b）飛蚊症

飛蚊症を訴える患者に経過観察を指示したところ，やはり数日内に症状が急激に悪化し網膜剝離と診断されるパターンである．

この種のクレームを受けて医師から事情を聴取すると，飛蚊症は日常的にありふれた症状であり，すべての症例に網膜剝離を疑うことは非現実的であるとの言い分に接する．しかし同時に，飛蚊症の具体的な態様（誘因の有無，発症の時期，程度，増悪の速さ，見え方）などについての十分な問診がされていないケースが多い．そうなると日常的にありふれた症状であり大事に至ることはないとして軽くあしらわれ，十分な診察も行われず，その結果として網膜剝離の徴候を見逃したと受け止められても仕方がない．

飛蚊症の患者に対しても丁寧な問診は必須であり，また問題ないと思われる患者に対しても念のために散瞳検査を実施するか確認し，また帰宅後に症状に急な変化があった場合には早急に受診するよう療養指導することなどが必要である．

c）併発的な網膜剝離の見落とし

他の疾患で経過観察中，急激に視力低下をきたしたとの訴えがあったものの，特に原因を究明することなく経過観察としたところ，網膜剝離を発症していたとするパターンである．

例：緑内障の経過観察中の患者が急激な視力低下を訴えた．しかし緑内障の進行と軽信し眼底検査では散瞳は実施しなかった．翌日，患者は目がかすんで何も見えないと訴え他院を受診したところ，網膜剝離と診断された．

ある診断名のもとに経過観察を開始すると，何らかのエピソードについても経過観察中の疾患の進行であると理解してしまいがちである．しかし「そのように説明できる」ということと「そのようなことが起こるのが通常である」ということとは別であるということを念頭に置く必要がある．上記の例では，緑内障の進行により急に視力低下する症例もなくはないが，一般的ではないことに重点が置かれるべきであった．

3．感染症の診断遅延

そもそも感染症であることを見逃したと指摘される例と，感染症の種類を誤った(そのため，治療法も間違いであった)と指摘される例とがある．

a）感染症であることを見逃したと指摘された例

眼底検査にて非典型的な所見を呈し，何らかの感染症の可能性も考慮して観察を続けた結果，後日になって稀な感染症であることが判明したといったパターンである．

感染症も，日常診療でよく見かけるものから，知識はあっても実際の症例に引きあたったことがないほど稀というものまで幅が広くあり，また，必ずしも症状初発のころから教科書的な症状経過を辿るとも限らない．

患者が何らかの症状を訴えており，他方で何らかの所見もある，しかし症状と所見とを合理的に関連付けられない，といったことは臨床現場でも起こり得ることである．また，医師であればそのようなことも十分に了解可能であり，慎重な観察を継続することも重要な診療行為であると理解できる．しかし，患者からしてみれば，症状と所見とを繋げようとする努力を払ってもらえず，漫然と病気が悪くなっていくことを見届けているだけであったとしか映らない．

経過観察の過程において診断が難しい状況であることを丁寧に説明すると同時に，当該分野を専門に取り扱っているところを紹介する，あるいはセカンドオピニオンを勧めるなどといったことも考えられる．

b）感染症の種類を誤ったと指摘された例

帯状ヘルペスと診断したところ細菌性角膜炎であったといったパターンである．

この手のクレームに対しては，画像をもって視覚に訴えながらの説明でないと患者の納得はなかなか得られない．診察時の所見が帯状ヘルペスであったと口頭でいくら繰り返して説明をしても，細菌性角膜炎であったとの現実の前では，見誤りを上塗りしているだけでしかない．

技術的に可能な限り，画像・映像として所見を残しておくことが望ましい．

4．その他

a）眼外傷

棒状のもので眼を傷つけたとの訴えに対し，角膜びらんと診断したが，翌日他院にて角膜穿孔に起因する感染症を発症していると診断されたケースである．

当院受診時にすでに角膜穿孔を生じていたのにこれを看過したとして訴訟を提起されたが，フルオレセイン液で生体染色をした後に細隙灯顕微鏡検査を実施した結果がカルテ上的確に残されており，請求棄却判決となった．

b）ドライアイ

ドライアイを看過して漫然とコンタクトレンズを装用させ続けたため，コンタクトレンズが装着できないまでにドライアイが悪化したとのクレーム事例である．

目が乾きやすい，物がぼやけて見えるといった訴えは，日常生活上の疲れなどを背景とする症状としてもよく聞かれるものであり，「どういったときにそのような症状が出るか」との問いに「疲れているとき」との答えが返ってくると，不定愁訴で片付けられてしまいかねない．忙しい外来診療では，どうしても訴え，症状を説明しやすい原因を求めがちであるが，訴えが繰り返されるなどした場合には立ち返って原因を探ることも必要である．

c）加齢性黄斑変性

加齢性黄斑変性症を糖尿病網膜症と診断を誤ったケースである．患者に対する問診結果などから一定の仮説を立てて診療に当たることは必要であるが，仮説に引きずられないことが重要と思われる．

薬剤の取り違えに関するトラブル

使用する薬剤を誤り，障害を発生させてしまう類型である．使用する薬剤の管理責任は専ら医療側にあり，弁解の余地は全くなく，法的な責任も不可避的に伴ってくる．

この類型にも，2つのパターンが存在する．

1．容器の外見上は区別し得る状態にあったが，うっかりと使用するつもりのなかった薬液を使用してしまったパターン

鼻涙管洗浄を行う際に洗浄液と誤って消毒液を使用してしまった事例，白内障手術中に水晶体染色用と誤りマーキング用の染色液を使用してしまった事例などを経験した．

注意散漫であったと考察するだけでは再発防止にはつながらない．薬液の取り違えは重大な障害を引き起こしかねず，現に上記の事例でも視力が光覚弁にまで低下してしまったり，角膜移植にまで至ったりなどしている．薬液の置き場所を決める，容器の形状を変える，（条件が整えば）複数人で確認しあうなどといった初歩的なところから間違いが起こらないような体制を作り上げていただきたいと願っている．

2．薬液に異物が混入していた場合

涙道注水検査液に何故か消毒液が混入していたという事例を経験した．

無色透明の液体については，よほどの異臭でもなければ薬剤の異変に気づけない．しかし，このような誤調合は故意でなければ無意識のうちに行われており，事故が起こってから検証を行っても原因を特定することは困難である．調合の作業についても手順を決め，これに沿って間違いないように行われる必要がある．

視機能・視力矯正治療にまつわるトラブル

視機能・視力の矯正治療後，見え方に関するクレームが申し立てられる類型である．

大きく2つのパターンに区別できる．

1．白内障手術

眼内レンズの度が合わず，術後に視機能の障害を訴えるパターンであるが，さらに2つの小パターンに分けられる．

a）術前検査のプロセスに誤りがあり，元々合わないレンズを装着してしまったというケース

術後の患者の訴えを大袈裟，神経質などと即断し対応が遅れるとトラブルが拡大するが，直ちに検証を行い，誤りに気づいて入れ替えを行うなどすれば比較的小さなトラブルで済む．

b）多焦点レンズに対する不満を訴えるケース

近時，増えつつある類型である．レンズの選択が客観的に適切であっても，患者の視機能に対する要求度に適合していなければトラブル化しかねない．効用と同時に限界のあることについての事前説明が最も重要となる場面であるといえる．

2．視力矯正手術

術後の低矯正，矯正の戻り，ドライアイ，ハロー，グレアなどの訴えがあることはよく知られているが，意外と多いのが過矯正に関するクレームである．

治療を受ける患者の多くは，遠くの物がよく見えないことに不便を感じ，これを解消するために視力矯正手術を受けることから，強めの矯正を希望することが多いことが背景にあると思われる．

過矯正でトラブル化した事例について検証してみると，視機能に関する患者の希望については十分に聞き取りがされている反面，ライフスタイル（デスクワーク中心の生活など）についての聞き取りが不十分な傾向が見受けられる．また，術前の説明の中で過矯正が合併症の1つとして取り上げられていないケースが目立つ．

高額な治療費を払って視力矯正手術を受ける患者の多くは治療の結果に対する期待値が高く，こだわりが強いのも当然であるが，これに迎合するのではなく，術前の説明や面談を通して現実的な着地点を見出すことが必要である．

治療不奏効

診断，治療法の選択が適切であったにもかかわらず結果的に治療効果が得られず，症状が増悪したとしてクレームを申し立てられる類型である．

これまで当事務所で取り扱った事例を疾患別にみてみると，緑内障，網膜静脈分枝閉塞症，増殖性糖尿病網膜症，中心窩分離症などであった．クレームの内容については2つのパターンに分けられる．

1．単に結果が伴わなかったというだけのもの

患者の主観的な期待値に結果が伴わなかったというものであるが，患者が疾患の予後を楽観視していたり，難しい病気であっても言われたとおりに通院を続けていれば必ず治ると信じていたりする場合にクレーム化しやすい傾向がある．

口頭での説明を繰り返しても患者の頭の中で信じ込まれていることを覆すのはなかなか難しい．文書（製薬会社などが患者向けに分かりやすいものを作っている例が多い）を示しながら説明する，積極的に他院でのセカンドオピニオンを勧めてみるなどといったことが対応法として考えられる．

2．症状の進展に応じた治療法の選択の時期を誤ったとするもの

緑内障など，年単位で症状が少しずつ増悪していく疾患の場合，「そろそろ治療法を変えようか」「次回あたりに手術を勧めようか」などと思っているうちにズルズルと時間が過ぎてしまい，時機を逸する，あるいは回顧的にはもう少し早い選択が望ましかったといったパターンである．

診察に際しては，直近の診察時の状況のみならず，初診から現時点までの長いスパンで症状を見返して予後を考察する機会を設けることが必要と思われる．

手技の誤り

1．白内障手術の手技にまつわるクレーム
a）後嚢破損

当事務所で扱った事例の1割以上がこの類型であった．

後嚢破損発症後，直ちに後方医療機関に搬送するなどし，結果的に障害が残存しなかった症例が多かったが，網膜剥離を続発して視力に障害を残した症例，リカバリーの治療が奏効せず数度にわたり手術を繰り返すなどした結果，角膜内皮に障害を及ぼした症例などもあった．

後嚢破損は，白内障手術に伴う合併症として，ある一定の割合で発症することは避けられない．術前の説明は，手術手技や術前術後の生活上の注意が中心となるが，後嚢破損などの合併症についても十分に説明をしておく必要がある．

また，後嚢破損が生じたとしても後方医療機関との連携がうまく取れれば，トラブルを最小限度に抑えることができる．万が一に備え，複数の後方医療機関と連携が取りやすい体制を整えておくことが望ましい．

後嚢破損に続発して網膜剥離をきたすと，治療期間が長引くのみならず障害を残すなどして紛争化しやすい．術前の説明に際しては後嚢破損と網膜剥離とを関連付けるようにするとともに，後嚢破損が発症した場合，網膜剥離が続発し得ることを改めて説明しつつ，その可能性を念頭に置いた療養指導を行う必要がある．

後嚢破損については，患者に対して数年にわたり手術を勧め，ようやく納得をしてくれたときには水晶体が硬化しており，手術に難儀することが予想されていたが，案の定，後嚢を破損した，といった症例を耳にする．「だから，早く受けてくれれば良かったのに」と言いたくなる心情は理解できるが，法律上の判断では考慮されない．むしろ，事前にそのように予測できていたのであれば入院設備の整った医療機関に紹介すべきであったと判断されてしまう．自院で安全に治療ができる限界というものをある程度は設定しておく必要があると思われる．

b）難症例

眼内レンズを至適位置に留置することができない．術中に術中虹彩緊張低下症候群（IFIS）が発症したなどといった，術前には予測できなかった難症例に遭遇する類型である．

対応に難儀している間に角膜の内側に傷をつけてしまうなどといったことに発展しかねない．手術に取り掛かった以上は自らの手で完遂するのが

医師としての責任であるとの考え方も理解できるが，真の意味での責任は患者に対して安全に手術を終了させることである．完遂に拘泥せず，その時点での患者に対する最良選択を追求することが本来の責任の在り方である．

手術の完遂に拘泥する背景として，患者を送るべき後方医療機関が確保できていないといった事情を説明されることがある．しかし，術後に障害を抱えてしまった患者に対しては説明とはなり得ない．医療を提供する側の事情ではなく，受ける側の利益を優先した体制構築が必要である．

c）角膜損傷

白内障の手術器具により角膜の内側を損傷した例である．イージーミスであるが，角膜の内皮細胞減少，浮腫などの障害を生じ，治療としては角膜移植によるほかないところにまで至ってしまっている．

d）その他

駆逐性出血は，発症は稀であり，術前に予測不可能であるが，直面すると対応に難渋し，しかも予後が良くない．滅多に起こらないことであってももたらされる結果が重篤であることからすると，術前の説明事項としては必須項目の1つと言える．

2．術後感染症

手術後に眼内感染症を発症する類型である．手術としては白内障手術による例が圧倒的に多いが，硝子体手術，視力矯正手術でも問題となった事例を扱った．

眼手術を行う医師としては，術後眼内炎は最も避けるべき合併症であることは常識であり，そのための措置は十分に講じられているはずであるが，どうしてもゼロにすることはできない．しかし，患者からしてみれば，消毒や清潔操作に問題があったために術後眼内炎を発症したと思いがちである．

術後感染症が発症してしまった以上はクレームに発展することはやむを得ないが，術前の手術手順の説明の際にどのような消毒法を行うかといっ

たことに言及しておくことは，紛争拡大の防止の一助となると思われる．

3．小手術

上眼瞼霰粒腫摘出後に眼瞼から出血，眼瞼下垂手術で瘢痕，内反症の眼瞼手術で過矯正といった事例を扱った．

このうち眼瞼下垂手術で瘢痕が残存したとの申し出があったケースは，術後の美容的な不満からクレームに至っている．眼科医が行う眼瞼下垂手術は機能改善を主たる目的としているが，美容面への配慮も必要的である．手術プランを立てる際に美容的な考慮をすると同時に，手術の主たる目的は機能改善を図ることにあり，いわゆる美容外科的な意味での満足度を得ることについては限界があることについての説明が必要的である．

4．その他，検査・処置の手技

ゴールドマン三面鏡で眼球を傷つけた，レーザー治療による過剰出血，涙道内視鏡による眼損傷（の可能性）などといった症例を取り扱った．

類型化できないクレーム

各診療科の医事紛争事案を取り扱う中で，眼科に最も特徴的なクレームが，ここで紹介する類型化できないクレームである．

検査のために箱の中を覗いたところ赤いフラッシュを焚かれた，レーシック手術中に眼以外の部位の重要な神経を切断された，受診した2日後に突如として失明した，などといった俄かには理解しがたいクレームもあれば，散瞳薬により視力障害が出現した，白内障の治療薬点眼によりドライアイが発症し角膜に傷がついた，診察時に眼の上下を指で強く押されたために殴られたような瘢痕が残存した，診察時に眼に入ったゴミにより角膜に傷がついた，視力低下だけで大学病院を紹介された，などと枚挙にいとまがない．

この種のクレームは眼科に限られたことではないが，他科ではここまでは多くない．感覚的には，眼科以外の診療科での事例数と，眼科での事例数はほぼ同じように思われる．これは，眼科領域で

扱う「視る」という機能が，生活上の質を保っていくうえでどれほど重要な役割を担っているかの裏返しであると思われる．

視機能の低下は，知的な意味でも行動的な意味でも人間の生活の質をてきめんに低下させることに直結する．視機能が損なわれると生活の質全体への影響度も大きく，心の中のバランスが崩れ，それが眼科医に向かってくるということかもしれない．

まとめ

1）患者からクレームを申し立てられトラブルに発展したからといって，すべて医師に医療上の過誤，法律上の賠償責任がある訳ではない．しかし，眼科臨床医としての心構え，リスクマネジメントとしては，到達点を「過誤を引き起こさない」との点に置くべきではなく「過誤を申し立てられない」との点に置くべきである．医療的には過誤ではなくとも，過誤を申し立てられることに対処するのに労力を割かれてしまうし，何よりもモチベーションに影響する．

2）そのような観点から上記では，患者が過誤を申し立てトラブル化する背景について立ち入ってみた．

本稿で紹介したことがトラブルを少しでも減らすことができ，またトラブルの芽を小さなうちに摘み取ることに繋がり，さらに患者の満足度向上のヒントとなれば幸いである．

好評につき増刷出来

超アトラス 眼瞼手術
―眼科・形成外科の考えるポイント―

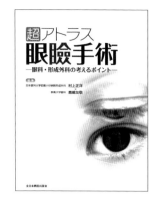

編 集 日本医科大学武蔵小杉病院形成外科 **村上正洋**
群馬大学眼科 **鹿嶋友敬**

B5判／オールカラー／258頁／定価(本体価格9,800円＋税)
2014年10月発行

アトラスを超える**超アトラス**！
眼瞼手術の基本・準備から，部位別・疾患別の術式までを
盛り込んだ充実の内容.
786枚の図を用いたビジュアル的な解説で，実際の手技が
イメージしやすく，眼形成初学者にも熟練者にも必ず役立
つ1冊です！

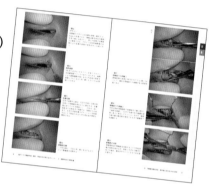

目 次

 株式会社 全日本病院出版会
〒113-0033 東京都文京区本郷 3-16-4　Tel：03-5689-5989
www.zenniti.com　Fax：03-5689-8030

MB OCULI. No. 86：17－25, 2020

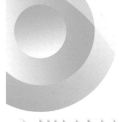

特集／眼科におけるリスクマネジメントのポイント

医師の説明義務，インフォームド・コンセントの注意点

平沼大輔*

OCULISTA

Key Words： インフォームド・コンセント(informed consent：IC)，説明義務(accountability)，患者の同意 (patient consent)，自己決定権(autonomy)，医療水準(medical standard)，損害賠償(compensation)

Abstract： 医師の説明義務，インフォームド・コンセントの重要性については，広く認識されており，裁判例においてもその義務違反を理由に慰謝料の請求が認められているところであるが，臨床での実践は必ずしも容易とはいえない.

本稿では，説明義務，インフォームド・コンセントに関する法律学の現在の到達点を素描し，説明義務の分類，説明の内容，説明の基準，説明・同意取得の方法，説明の主体・客体，説明義務違反の法的効果について解説した.

併せて，眼科分野におけるインフォームド・コンセントの特徴，注意点について説明し，末尾に「眼科説明義務違反の裁判例」(表 1)をまとめた.

はじめに

現在，臨床の現場では，患者向けの各種説明書，同意書が氾濫していて，医師が患者に対して情報提供，説明の義務を負い，また患者から同意を得なければならない局面のあることを知らない医師はいないと思われる.

インフォームド・コンセント(以下，IC)とは，医師が医療を提供するに当たり，適切な説明，情報提供を行い，患者がそれを理解して検査や治療に同意することをいう.「説明と同意」などの訳語も提唱されたが定着せず，英語のまま日本語化したといって良い[1].

誰もが IC の必要性，重要性をある程度理解しているとなると，知りたいのは臨床での具体的な実践のあり方，ここまでやっておけば大丈夫というラインはどこか，ということになる.しかしな

がら，それを明確に説明することは難しい.ごく抽象的にいえば，ガイドラインなどを参考に医療水準に沿った説明と患者の同意ということになろう.そして，説明書，同意書の具体的な作成作業は，眼科における代表的な疾患，検査をピックアップし，どのような疾患であるのか，治療しない場合の予後，治療法には何があるのか，検査の内容などの説明を記載し，それぞれにおいて想定される合併症とその発生率などを記載することとなる.さらに，医学の進歩，医療水準の変化に応じた改訂が適時に必要となる.

時間や労力を度外視すればあとは根気の問題といえそうであるが，医学的専門知識を有しない患者に与えられるだけの情報を与え，あとは患者の選択に完全に委ねることは非現実的で患者の利益にもならず，医師の裁量を抜きに医療は成り立たない.また，ただでさえ忙しい臨床において医療水準に適合する治療のすべての説明は不可能であり，人的資源の効率的活用を IC の場面でも無視

* Daisuke HIRANUMA，〒105-0003　東京都港区西新橋 1-7-2　平沼高明法律事務所，弁護士

することはできない[2].

そこで本稿では，説明義務，IC に関する法律学の現在の到達点を素描し，法律家がどのようなことを考えているのか，簡単に紹介したい．また，眼科診療における IC の特徴，注意点について解説する．末尾に「眼科説明義務違反の裁判例」（表1）をまとめたので，適宜参照いただきたい．

眼科における IC の特徴

まずは，眼科における IC[3] に関して注意すべき点を述べておく．

既述のとおり，実践すべき説明の基準は医療水準によって画されるといいうるが，生命予後などの点から緊急性，必要性の乏しい医療を行う際には，合併症のリスクなどについてより詳細で丁寧な説明が求められる．自由診療についても同様である（美容医療を想起されたい）．そして，医師が必要な情報を提供したあとに，患者が利害得喪について熟慮する時間を付与したのかも IC の有効性を判断するうえで重視される．

眼科分野は，医学的な必要性の低い治療を行うことが他科と比較して多い診療科ということができ，また緊急手術などは稀といえる．自由診療も比較的多い．レーシック，RK 手術などの屈折矯正手術が典型であるが，緊急性，必要性が低く，自由診療であることから，裁判例においても，説明義務が尽くされているか，患者が理解して同意したものか，説明文書の内容の詳細にまで踏み込んで審査されている（裁判例 27・大阪地判 平成 10 年 9 月 28 日）．初診日に手術まで実施したようなケースでは，適切な IC があったのかについて厳しい判断がなされうる（裁判例 24・大阪地判 平成 14 年 8 月 28 日）．

また，白内障手術など，良好な結果が得られれば患者にもその成果が実感される反面，不成功は術前よりもさらなる QOL の低下を招き，患者はすぐに知覚するため，トラブルになりやすいといえる．リスクについてしっかりとした説明が求められる診療科である．

説明義務の分類・法令

一般に医師の説明は，①承諾を得るための説明，②療養指導としての説明，③転医勧告としての説明，④顛末報告としての説明，等に分類される[4)5)].

1．承諾を得るための説明

これは，IC のための説明であり，法令上の根拠として医療法 1 条の 4 第 2 項[6] が挙げられる．

2．療養指導としての説明

これは，医師法 23 条[7] が根拠となる．大阪地判 平成 14 年 7 月 10 日（裁判例 25）は，ソフトコンタクトレンズを医師が処方するには，正しい使用方法や眼の損傷などの危険性，さらには使用により眼の異常が生じた場合の対処方法等について，使用者が十分理解し，誤りなく対処しうるよう，わかりやすく告知，説明しなければならないとする．療養指導としての説明義務をいうものと理解できる．

3．転医勧告としての説明

これについては，医療法 1 条の 4 第 3 項[8] にある．東京地判 平成 30 年 3 月 29 日（裁判例 3）は，加齢黄斑変性症の患者に対し，本クリニックにおいて，第一選択肢である抗 VEGF 療法が適時に行える体制が整っていたとは認められず，経過観察による対応が可能であったと認めることもできないため，あらかじめ転送または転医を促す義務があったとしている．

4．顛末報告としての説明

これは，治療行為が終わり，その結果を患者等に報告するもので，近時，重要視されていると思われる．医療関連法規に規定はないが，民法 645 条[9] を根拠として挙げることができよう．診療が失敗に終わった場合に調査して患者に報告，説明する義務があるのかにつき，歯科の裁判例で肯定するものが現れている[10]．死亡事案では，死因解明義務を負うかが問題となり，これを肯定する裁判例もある[11)~14)].

もっとも，手術の失敗などを隠蔽することは許

されないとしても，医療においては，所期しない
結果の発生原因が必ずしも事故当初から明らかで
あるとはいえず，調査が容易ともいえない．不正
確な説明はさらなるトラブルを招くことにもなり
かねない．医療事故調査制度(医療法6条の10〜
27)は，このような医療の特質を踏まえて制度化
されたものと理解される．また，訴訟における過
失の主張立証責任は患者(原告)が負うこととの整
合性も考慮すべきである．

したがって，顛末報告義務を認めるとしても，
どこまで，どのような説明をすべきであるかは，
事案に応じて異なり，医師が常に調査・報告義務
を負うとはいえないと考える．

説明の内容

1．最高裁平成13年判決

医師が患者に説明すべき内容については，最判
平成13年11月27日(民集55巻6号1154頁)が手
術に際しての一般論を述べている．事案は，乳が
んに対する乳房温存療法の説明義務が争点となっ
たものであるが，最高裁は，①当該疾患の診断(病
名と病状)，②実施予定の手術の内容，③手術に付
随する危険性，④他に選択可能な治療方法があれ
ば，その内容と利害得失，⑤予後，等について説
明すべき義務があるとする．

厚生労働省の「診療情報の提供等に関する指針」
もこれとほぼ同様であり，①現在の症状および診
断病名，②予後，③処置および治療の方針，④処
方する薬剤について，薬剤名，服用方法，効能お
よび特に注意を要する副作用，⑤代替的治療法が
ある場合には，その内容および利害得失(患者が
負担すべき費用が大きく異なる場合には，それぞ
れの場合の費用を含む)，⑥手術や侵襲的な検査
を行う場合には，その概要(執刀者および助手の
氏名を含む)，危険性，実施しない場合の危険性お
よび合併症の有無，⑦治療目的以外に，臨床試験
や研究などの他の目的も有する場合には，その旨
および目的の内容，としている．

2．合併症の説明

合併症についての説明にフォーカスすると，起
こりうる合併症をすべて説明することは不可能な
いし現実的でなく，また，発生確率が何％以上で
あれば説明すべきとの基準を設定することも難し
い．一般的にいえば，発生確率の高低，生命の危
険や健康被害の重大性の高低によって，判断する
こととなる．あくまで試論として，①発生頻度が
高いもの(発生確率0.1％以上)は必ず説明する，
②発生頻度が低いものは，生命に危険を及ぼす可
能性があるもの，不可逆的なもので日常生活に支
障をもたらす可能性があるものは説明する，③美
容等に関係するものは可能な限り説明する，④新
しい治療については現時点でわからないリスクが
発生する可能性があることを説明する，との指針
を示す見解がある[15]．

東京高判平成26年9月18日(裁判例11)は，眼
内レンズが破損する合併症につき，その頻度は
4〜40％にのぼるとされ，決して稀な合併症では
ないとされていることから，説明義務があるとし
ている．

説明の基準

説明は誰を基準にしてなすべきかとの観点か
ら，①合理的医師説(医師の間での一般的慣行を
踏まえ，通常の医師が説明する情報が基準)，②合
理的患者説(当該患者と同じ状況に置かれた合理
的患者が重視する情報が基準)，③具体的患者説
(当該患者が重視する情報が基準)，④二重基準説
(具体的患者説を前提として合理的医師説を重畳
基準とする)の4説が唱えられている[16]．

ICが必要とされる根拠は患者の自己決定権に
あり，したがって自己決定権を重視する立場から
は，③具体的患者説が妥当とされるが，患者の内
心をすべて探知せよというのは医師にとって過大
な負担である．そこで，当該患者が重視している
情報を医師が知りえた場合にはその説明をすべき
とする，④二重基準説が主張される．最高裁の判
断基準は，二重基準説に近いとされる[17]．

しかしながら，このような説明の基準の有用性には疑問が呈されており[18][19]，訴訟においてもいずれかの説により具体的事案における説明の当否が決定されているものではない[20]．もっとも，後述の IC 違反と治療等の選択との因果関係を考える際には，具体的患者説と合理的患者説と同様の対立が生じる．

説明・同意取得の方法

IC の方法について決まりがあるわけではないが，臨床では，医師の口頭による説明のほか，説明書，同意書といった文書が活用されている．どのような疾患，治療，検査等について文書化すべきか一概に決められないが，文書化することで，医師の説明の効率化・漏れの防止，患者・家族等の理解の深化，説明の有無に関する紛争防止に役立つ[21]．

さらに，疾患，治療法ごとに患者・家族のためのガイドブック，解説ビデオ等の説明資料を活用することも，患者が真に理解したうえで，治療に関する同意を得るためには効果的である[22]．

医療が高度化，複雑・多様化する現在にあっては，IC についても，効果的な説明方法の確立，説明資料の充実という点から，個々の医療者によるだけでなく，医療提供施設全体，さらには学会，医師会などの組織的な取組みが必要となる．

説明の主体・客体

1．主 体

誰が説明を行うべきかについて，担当医，執刀医が行うことに特段問題はないが，医師の負担軽減のため，看護師等による患者・家族への説明も一定の範囲で許容される．具体的には，医師の治療方針の決定や病状の説明等の前後に，看護師等が，患者との診察前の事前の面談による情報収集や補足的な説明を行うとともに，患者・家族等の要望を傾聴し，医師と患者・家族等が十分な意思疎通をとれるよう調整を行うことが可能である[23]．ただ，看護師等の医療関係職の説明により

医師と完全に代替することはできないであろう[24]．

2．客 体

患者が成人[25]であれば，原則として患者に対してのみ説明し，同意を得れば足りる．

未成年者，高齢者，精神・知的障害者等，自己決定の能力に問題がある患者については，どの程度の能力があれば IC として十分か問われるが，これについて定めた法令はない．未成年者についていえば，15 歳が 1 つのメルクマールとされる[26]．能力のない者に法定代理人がいれば，法定代理人に説明し，同意を得ることとなろう．未成年者は親権者[27]，成年被後見人は成年後見人である．もっとも，法定代理人に限られるものではなく，患者と親族関係のある付添人，キーパーソン等の同意を得れば足りる場合もある．

説明義務違反の法的効果

1．説明義務違反と治療等の選択との因果関係

必要・適切な説明をせず，あるいは有効な同意を得ずに，治療等が行われたときの損害賠償問題については，場合を分けて考える必要がある．すなわち，適切な説明がなされれば，患者が，①行われた治療等を受けなかったと考えられる場合，②やはりその治療等を受けたであろうと考えられる場合である[28]．

a）治療等を受けなかったと考えられる場合

これについては，慰謝料[29]だけでなく，悪しき結果によって生じた再治療費，休業損害[30]，後遺障害逸失利益[31]等の損害賠償が認められる．東京地判 平成 30 年 8 月 9 日（裁判例 2）は，医師がレーシック手術と網膜裂孔，網膜剝離の関係に関する説明をしていれば，患者がレーシック手術を受けることはなかったとの因果関係を認め，治療費，休業損害などの請求を認めている．

b）治療等を結局は受けたと考えられる場合

このケースでは，見解が対立する．1 つは，説明の有無に関係なく，結局は患者がその治療等を選択したというのであるから，損害がないと考える．他方は，選択の機会を喪失し，自己決定権が

侵害されたとして，慰謝料を認めるものである．
アメリカの医事判例法では，自己決定権という人格権が侵害されただけでは賠償責任は認められない[32]が，我が国の裁判例の多くは，後者の見解に立ち，慰謝料請求を認めている．

c）因果関係の判断基準

説明がなされていれば，患者は実際に行われた治療等を選択したかという因果関係の判断基準については，主観説と客観説の対立がある[33]．

2．説明義務違反と診療行為自体の過失の関係

説明義務違反の点のみを争う事件もあるが，ほとんどの事件は，手術などの診療行為自体の過失が主たる争点であり，説明義務違反の主張は副次的な位置付けとなる[34]．東京地判 平成30年3月29日（裁判例3）は，他の医療機関へ転送・転医を促すべき義務があったにもかかわらず，加齢黄斑変性症ではないと誤診して同義務を怠った事案につき，説明義務の前提となる診療行為自体の過失責任を負うのであるから，説明義務違反は，加齢黄斑変性症ではないと誤診した診療行為自体についての過失責任として評価されているとして，処理している．

3．説明義務違反の慰謝料の相場

上述のとおり，我が国の裁判例は自己決定権の侵害自体による慰謝料を認めるが，その額は，疾患の種類や治療の内容によって異なるといえる．末尾の「眼科説明義務違反の裁判例」を参照いただきたいが，おおよそ30万〜100万円，高額なもので300万円（裁判例28，29）が認容されている．

pp.23〜25に「眼科説明義務違反の裁判例」をまとめた．

文献および注釈

1）中国では「知情同意」という．「知情」は「事情を知って」というほどの意味であり，「説明と同意」よりもICの本質を捉えた訳語のように思える．
2）米村滋人著：情報提供の義務（説明義務）．医事法講義．日本評論社，p. 134，2016.
　　Summary 例えば，医薬品選択につき，高血圧の承認薬は80種類を超え，すべての利害得失につき説明義務を課すことは適切でない．
3）下村嘉一監，國吉一樹編：眼科インフォームド・コンセント ダウンロードして渡せる説明シート．金芳堂，2018.
　　Summary 眼科のICについて，疾患別に整理されていて，ダウンロードしてそのまま患者に交付でき，便利である．
4）手嶋 豊著：説明義務の分類．医事法入門（第5版），有斐閣，p. 254，2018.
5）金川琢雄：医療における説明と承諾の問題状況．医事法学叢書3巻 医事紛争・医療過誤（日本医事法学会編），日本評論社，p. 225，1986.
6）「医師…その他の医療の担い手は，医療を提供するに当たり，適切な説明を行い，医療を受ける者の理解を得るよう努めなければならない」
7）「医師は，診療をしたときは，本人又はその保護者に対し，療養の方法その他保健の向上に必要な事項の指導をしなければならない」
8）「医療提供施設において診療に従事する医師及び歯科医師は，医療提供施設相互間の機能の分担及び業務の連携に資するため，必要に応じ，医療を受ける者を他の医療提供施設に紹介し，…その他必要な措置を講ずるよう努めなければならない」
9）「受任者は，委任者の請求があるときは，いつでも委任事務の処理の状況を報告し，委任が終了した後は，遅滞なくその経過及び結果を報告しなければならない」
10）山口地判 平成14年9月18日判タ1129号235頁.
11）広島地判 平成4年12月21日判タ814号202頁.
12）東京地判 平成16年1月30日判タ1194号243頁.
13）京都地判 平成17年7月12日判時1907号112頁.
14）東京高判 平成10年2月25日判タ992号205頁.（否定的なものとして）
15）前田正一：医療におけるインフォームド・コンセントとその法律上の原則．インフォームド・コンセント―その理論と書式実例（前田正一編），医学書院，p. 9，2005.
16）中村 哲：医師の説明義務とその範囲．新裁判実務大系第1巻 医療過誤訴訟（太田幸夫編），青林書院，p. 71，2000.
17）大島眞一：医療訴訟の現状と将来―最高裁判例の到達点―（判タ1401号40頁）．判例タイムズ，**65**（8）：5-87，2014.
　　Summary ICに関する法的論点が網羅的にまとめられている．
18）藤山雅行編著：説明の程度．判例にみる医師の説明義務，新日本法規，p. 9，2006.

19) 米村滋人著:情報提供の義務(説明義務). 医事法講義. 日本評論社, p.132, 2016.

20) 森冨義明:説明義務違反. 裁判実務シリーズ5医療訴訟の実務　第2版(髙橋　譲編), 商事法務, p.310, 2019.

21) 山口　悟著:適切な説明の要件. 実践医療法—医療の法システム—, 信山社, p.118, 2012.

22) インフォームド・コンセントの在り方に関する検討会:インフォームド・コンセントの在り方に関する検討会報告書.
https://www.umin.ac.jp/inf-consent.htm.
Summary　IC を知るため, まず目を通すべき資料である. ネットで閲覧可能.

23) 厚生労働省医政局長通知:医師及び医療関係職と事務職員等との間等での役割分担の推進について. 平成19年12月28日医政発第1228001号.

24) 森冨義明:説明義務違反. 裁判実務シリーズ5医療訴訟の実務　第2版(髙橋　譲編), 商事法務, p.319, 2019.

25) 2022年4月1日より成年年齢は18歳へ引き下げられる.

26) 厚生労働省:「臓器の移植に関する法律」の運用に関する指針(ガイドライン), 平成9年10月8日付け健医発第1329号厚生省保健医療局長通知の別紙.

Summary　15歳以上の者の意思表示を有効なものと扱っている.

27) 横浜地判 昭和54年2月8日判タ382号127頁.
Summary　未成年者の場合, 両親が共同親権者であるため, 父または母の一方のみの同意で足りるかは事情に応じて異なるので, 注意を要する.

28) 大島眞一:医療訴訟の現状と将来—最高裁判例の到達点—(判タ1401号68頁). 判例タイムズ, **65**(8):5-87, 2014.

29) 精神的苦痛の損害. 無形的損害である.

30) 通院・入院などのための休業による損害.

31) 後遺症により将来の収入が減少したことによる損害.

32) Leflar RB:医療慣行を尊重する日本の司法. 日本の医療と法インフォームドコンセント・ルネッサンス(長澤道行訳), 勁草書房, p.57, 2002.

33) 誰を基準に説明すべきかに関する見解との関係でいえば, 主観説は具体的患者説, 客観説は合理的患者説とほぼ同じである.

34) 大島眞一:医療訴訟の現状と将来—最高裁判例の到達点—(判タ1401号48頁). 判例タイムズ, **65**(8):5-87, 2014.
Summary　訴訟法上の主位的請求・予備的請求となるわけではない.

表 1. 眼科説明義務違反の裁判例

	裁判所 年月日	疾患・治療内容	事案の概要・判決要旨	判決主文	争点			備 考
					説明義務違反	治療選択との因果関係	転医義務違反	
1	東京地裁 平成31年3月28日 (事件番号平成26年(ワ)第33462号ほか)	レーシック(レーゼック)手術	レーシック手術ないしレーゼック手術につき、合併症の説明・同意を得て屈折矯正量が6Dを超えるレーシック手術をして、手術を行わなければならない注意義務に違反して、手術を行った事案。	棄却	×			
2	東京地裁 平成30年8月9日 (事件番号平成27年第30870号)	レーシック手術	レーシック手術につき、適切な説明を行わないまま適応のない手術を行ったため、視力回復の効果が得られず、単眼複視を発症する患者にレーシック手術を実施したり、網膜剥離を発症する場合もあり、光凝固手術のリスク、視力低下の失明や程度の説明を受けていれば手術を受けることはなかったとして、過失と結果との間の因果関係を肯定し、請求を一部認容した。	105万2245円	○	○		
3	東京地裁 平成30年3月29日 (事件番号平成27年(ワ)第32128号)	加齢黄斑変性	滲出型加齢黄斑変性につき、加齢黄斑変性に対する治療の第一選択肢である抗VEGF療法を行っておらず、今後導入する予定で勉強会等をしていたにすぎないので、加齢黄斑変性に対して適切に治療を受けられるよう、抗VEGF療法を実施可能な医療機関へ転送すべき義務があったとして、原告の請求を一部認容した。	880万円	※1		○	※1 本件においては、原告の主張する説明義務違反は、加齢黄斑変性という診断についての過失責任として評価されているとして、説明義務違反の主張については判断せず。
4	東京高裁 平成30年3月8日 (事件番号平成29年(ネ)第4613号)	黄斑円孔網膜剥離	白内障手術の後、経過観察中に黄斑円孔の所見を得たのに、説明義務違反、転医義務違反があり、黄斑円孔網膜剥離に至ったと主張した事案。	棄却	×		×	原審 横浜地裁 平成29年9月14日
5	東京地裁 平成30年2月15日 (事件番号平成27年(ワ)第30550号)	レーシック手術	完全矯正を目標としたレーシック手術を実施することが医学的合理性に欠けることなど、説明すべき義務の違反などが生じた事案。その結果、コントラストの低下、グレア障害などが生じた事案。	棄却	×			
6	東京地裁 平成29年7月27日 (事件番号平成26年(ワ)第23739号)	糖尿病網膜症、白内障	糖尿病の患者が白内障手術を受けたことに関して、説明義務違反があり、その結果、本件患者は右眼を失明したと主張した事案。	棄却	×			
7	東京地裁 平成28年1月21日 (事件番号平成26年(ワ)第17041号)	黄斑上膜	黄斑上膜と診断され、それを除去することを目的として、硝子体手術と水晶体再建術の併用手術を受けたところ、視野欠損を招くリスクがあることを説明すべき義務に違反したと主張した事案。	棄却	×			
8	東京地裁 平成27年9月30日 (事件番号平成25年(ワ)第33208号)	白内障、糖尿病網膜症	白内障手術は糖尿病網膜症から血管新生緑内障を続発させる危険因子であり、血管新生緑内障は予後不良で発症すればほぼ失明に至る危険があることを説明すべき義務に違反したと主張した事案。	棄却	×			
9	山形地裁 平成27年2月17日 (事件番号平成24年(ワ)第191号)	糖尿病網膜症	糖尿病網膜症の治療のため、複数回にわたり光凝固術を施行されたが、硝子体合併症を切除手術を受けたものの視力がほぼ失われた後、硝子体手術のリスク、合併症等について適切な説明を怠った過失があると主張した事案。	棄却	×			

表 1. つづき

	裁判所 年月日	疾患・治療内容	事案の概要・判決要旨	判決主文	争点			備 考
					説明義務違反	治療選択との因果関係	転医義務違反	
10	東京地裁 平成27年1月21日 (事件番号平成24年(ワ)第27851号)	糖尿病網膜症	糖尿病網膜症の硝子体手術後、視野狭窄が生じ瞳孔の調節機能を喪失したことについて、説明義務違反を主張した事案。	棄却	×			
11	東京高裁 平成26年9月18日 (判時2255号70頁)	後発白内障	後発白内障の手術に際し、手術を受けるか否かを決定するために必要な眼内レンズが破損するおそれなどの合併症についての十分な説明が受けられなかったため、自己決定権を侵害されたとして、請求を一部棄却された事案。	55万円	○	○		原審 東京地裁 平成26年1月31日 自己決定権侵害による慰謝料50万円。
12	東京地裁 平成25年1月31日 (事件番号平成21年(ワ)第24737号)	レーザー・虹彩切開術	緑内障予防のためのレーザー・虹彩切開術につき、患者が有している危険性や合併症の発生の防止について通常の患者以上に強い関心を有するものと期待されると同時に、大学病院における同等の医療水準に基づく義務を負うとして、請求を一部認容した。	110万円	○	×		自己決定権侵害による慰謝料100万円。
13	東京地裁 平成22年8月30日 (判タ1337号198頁)	白内障、網膜剥離	白内障手術を受けたところ、手術後に網膜剥離を発症するなどして視力が著しく低下したため、3回にわたり硝子体切除等の手術を受けた事案。	70万	×			説明義務違反は否定。強膜バックルを残置した過失による慰謝料70万円。
14	大阪地裁 平成21年2月9日 (判タ1300号276頁)	レーシック手術	レーシック手術の合併症として術後遠視が生じる可能性の説明義務につき、これに基づいて手術を受けるか否かを真摯に選択する適切に情報を提供され、自己決定権を侵害したとして慰謝料を認めた。	55万円	○	×		自己決定権侵害による慰謝料50万円。
15	東京地裁 平成20年2月20日 (裁判所WEB)	ぶどう膜炎、続発緑内障	ぶどう膜炎及び続発緑内障等の治療を受けたものの視力を喪失した事案が、リンデロンＡの点眼を一時停止したことにより失明したとして、点眼中止の危険性の説明義務違反を主張した事案。	棄却	×			
16	東京地裁 平成19年4月13日 (判時1990号40頁)	円錐角膜症	円錐角膜症のため角膜移植術を主張した事案が、散瞳剤により不可逆的な散瞳症状と常に散瞳状態を保持する必要はなかったのに、投与頻度を1日当たり6回としたのは投与頻度を必要最低限度に抑えることを怠る義務に違反したとして、請求の一部を認容した。	1735万9812円	※2			※2 散瞳剤の投与頻度を誤った過失に基づく損害賠償義務が肯定されるとして、説明義務違反について判断せず。
17	東京地裁 平成19年2月16日 (裁判所WEB)	レーシック手術	レーシック手術につき、照射位置やレーシック手術に伴う合併症についての説明を怠った過失があると主張した事案。	棄却	×			
18	東京地裁 平成18年9月21日 (裁判所WEB)	網膜再剥離	網膜剥離手術後、網膜再剥離を生じたとして、網膜再剥離が生じた場合の自覚症状を具体的に説明すべきであったとして、説明義務違反を主張した事案。	棄却	×		×	
19	広島地裁 平成17年8月18日 (裁判所WEB)	眼内レンズ縫着術	眼内レンズ縫着術を受けた患者が、術中に脈絡膜出血を起こすなどして右眼失明に至ったとして、説明義務違反を主張した事案。	棄却	×			
20	東京地裁 平成17年3月4日 (裁判所WEB)	レーシック手術	三度のレーシック手術が、セントラルアイランドの危険性やレーシック手術の特徴や効能等について説明しなかったと主張した事案。	棄却	×			
21	東京地裁 平成16年11月24日 (裁判所WEB)	レーシック再手術	レーシック再手術について、本来必要性がなく、適応に欠ける手術をあえて行い、また、手術に際して必要な説明をしなかったと訴えた事案。	棄却	×			

表 1. つづき

	裁判所 年月日	疾患・治療内容	事案の概要・判決要旨	判決主文	争点			備考
					説明義務違反	治療選択との因果関係	転医義務違反	
22	東京地裁 平成16年6月30日(事件番号平成13年(ワ)第14372号)	PRK手術	二度にわたりPRK手術を受けた患者が、消失しない角膜混濁を生じるおそれがあることや、矯正視力の低下、屈折矯正精度の低下、コントラスト感度の低下などを引き起こす危険性があるにもかかわらず、これらについて説明義務違反があると主張した事案。	棄却	×			
23	東京地裁 平成15年8月29日(判タ1213号251頁)	角膜移植手術、緑内障	円錐角膜の治療のため、全層角膜移植手術を受けた2名の患者が、前眼部形成術、セトン手術等について説明すべきであったとして、患者Aは、閉塞隅角緑内障、患者Bは、緑内障について説明すべきであったと主張した事案。治療法について説明すべき事案。	棄却	×			
24	大阪地裁 平成14年8月28日(判タ1144号224頁)	RK手術	RK手術により視力低下等の後遺障害が生じたとして、合併症等に関する説明義務違反による損害賠償請求請求した事案。	418万5178円※3	○	○		※3 本訴訟は原告5名の集団訴訟であり、そのうち1名について説明義務違反を認めた(その他の原告らは治療自体の過誤による損害が認められた)。
25	大阪地裁堺支部 平成14年7月10日(判タ1145号177頁)	コンタクトレンズの処方	コンタクトレンズ販売店に隣接する眼科診療所につき、不適切な説明、診療により、左眼の後遺障害が残ったとする事案。コンタクトレンズ処方の際、蛋白質等による角膜障害及び眼に異常を生じた場合に直ちにコンタクトレンズの使用を中止し、眼科の診察を受ける必要があることを説明すべき注意義務違反、過失、表明角膜の使用中止、説明義務違反の過失があるとして、請求の一部を認容した。	425万7746円	○※4	○		※4 コンタクトレンズ販売店と医師が連帯して賠償責任を負担。説明義務指導における過失。
26	大阪地裁 平成12年9月22日(判時1740号60頁)	レーシック手術	レーシック手術に伴って生ずる合併症を具体的に十分理解させたうえで承諾を受けるべき注意義務があるにもかかわらず、これを全く説明しなかった過失、及び、レーシック手術を受けるかどうかを判断するうえで必要な留意点を正確に説明すべき注意義務があるにもかかわらず、本件手術の際、フラップの剥離及び定着を説明すべきとして、請求を認容した。	1500万円	○※5			※5 判決は、手術手技の過誤義務違反ではなく、説明義務違反について判断不要な事案であったと思われる。
27	大阪地裁 平成10年9月28日(判時1682号78頁)	RK手術	RK手術が近視の適切な治療方法として未だ確立したものではなく、視力障害等の発生する危険性もあることを十分に説明したうえで、その具体的治療のための必要・希望を勧案したうえ、これらの判断を十分に受けるかどうかを吟味し、近視矯正のための判断するようにさせるようにすべきとする注意義務があるとして、請求を認容した。	※6	○	○		※6 本訴訟は原告47名の集団訴訟であり、その額はそれぞれ異なる。高額は1000万円(一部請求)。
28	岡山地裁 平成10年4月22日(判時1672号100頁)	RK手術	RK手術は、本件当時、近視の治療方法に対する硝子体手術は、成功率が約30パーセントと高度の見込みもかなり支配的であったことを考えると、少なくとも、RK手術の目的、内容、危険性、手術を受けなかった場合の予後等について十分な説明を行ったうえで手術の承諾を得る義務があったとして、慰謝料を認めた。	330万円	○	×		慰謝料300万円
29	名古屋地裁 昭和59年4月25日(判タ540号276頁)	糖尿病網膜症、増殖網膜症	末期糖尿病網膜症に対する硝子体手術は、合併症の発生する可能性がある危険な手術であったことが窺われ、手術の目度、手術後の病態の予後等について十分な説明を行ったうえで手術の承諾を得る義務があったとして、慰謝料を認めた。	330万円	○	×		慰謝料300万円
30	京都地裁 昭和51年10月1日(判タ348号250頁)	結膜類皮腫	結膜類皮腫との診断により球結膜腫瘍摘出手術を受けた患者が、右手術に随伴して生じた合併症(続結膜内茶腫、眼瞼下垂)により、59日間の入院を要し、極めて簡易な手術であるとして、術者に2回目手術を受け、手術を承諾させ、患者に十分な説明をしないまま2回の手術を受け承諾させたとして、請求の一部を認容した。	39万6146円	○	○※7		慰謝料20万円 ※7 説明義務違反と損害の因果関係については認めたものとみられる。

Monthly Book OCULISTA
創刊5周年記念書籍

好評書籍

すぐに役立つ
眼科日常診療のポイント
―私はこうしている―

■編集　大橋裕一(愛媛大学学長)／村上　晶(順天堂大学眼科教授)／高橋　浩(日本医科大学眼科教授)

日常診療ですぐに使える！
診療の際にぜひそばに置いておきたい一書です！

眼科疾患の治療に留まらず、基本の検査機器の使い方から
よくある疾患、手こずる疾患などを豊富な図写真とともに
詳述！患者さんへのインフォームドコンセントの具体例を
多数掲載！
若手の先生はもちろん、熟練の先生も眼科医としての知識
をアップデートできる一書！ぜひお手に取りください！

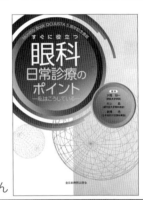

2018年10月発売　オールカラー　B5判
300頁　定価(本体価格9,500円＋税)
※Monthly Book OCULISTA の定期購読には含まれておりません

Contents

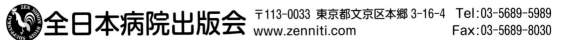
全日本病院出版会　〒113-0033 東京都文京区本郷 3-16-4　Tel:03-5689-5989
www.zenniti.com　Fax:03-5689-8030

MB OCULI. No. 86 : 27−34, 2020

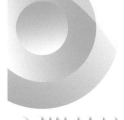

特集／眼科におけるリスクマネジメントのポイント

白内障診療のリスクマネジメント

峰村健司*

Key Words : 白内障手術(cataract surgery)，リスクマネジメント(risk management)，医療過誤訴訟(medical malpractice lawsuits)，医師の説明義務(doctors' accountability)，合併症(complication)

Abstract : 白内障手術は件数が多く患者の期待も高く，眼科診療トラブルの中で白内障手術関連のものは多い．説明を十分にすることと，手術自体のリスクを軽減することが，リスクマネジメントの根幹である．ただし訴訟リスクについては，リスクマネジメントによって完全に排除されるわけではなく，また訴訟リスクを第一に考えると医学的妥当性を毀損する恐れもあるので注意を要する．手術説明に関しては，できれば説明用紙を用いて，患者の立場から求められる情報を盛り込み，メリットとリスクを正しく理解させる．手術自体のリスクに関しては，合併症発症時に取るべき処置についてイメージトレーニングをしておくこと，実際に合併症を発症した場合に無理に手術を続けない心構えが必要である．また，術後感染症対策としては，多くは術後感染症発症率低減のエビデンスがなく，逆に抗生剤濫用防止の観点も踏まえて節度をもって検討されるべきである．

はじめに

眼科医療訴訟の中でも白内障関連のトラブルは多い．日本眼科医会の調査[1]によれば，全例調査ではないものの，白内障手術関連の紛争事例が最も多い傾向にあることがわかる(表1)．白内障手術件数は，単一の疾病に対する手術としては眼科手術の中で最も多いと考えられ[2]，トラブルの数も多くなることは当然である．それに加えて，現代の白内障手術は患者の期待が大きいこともあり，手術は成功しても患者が満足しない場合に紛争になる面があると思われる．本稿では，そのようにトラブルが多くみられている白内障診療におけるリスクマネジメントについて検討する．

---

* Kenji MINEMURA，〒180−0006　東京都武蔵野市中町1-4-4 スクウェアー三鷹ビル1階　こはら眼科／順天堂大学大学院医学研究科病院管理学講座，非常勤講師

トラブルとリスクの考え方

一般に医療行為によりトラブルが起こる最初のきっかけは，患者にとって想定外の悪い結果を得ることにある．したがってトラブル発生を予防するにあたって重要になることは，「想定外」を減らすために，診療の結果として考えうる結果を悪い結果も含めて説明することと，「悪い結果」を減らすために，診療におけるミスをきたさないよう注意をするということになり，これがリスクマネジメントの根幹になると考える．法的な医事紛争の見地からは，前者は説明義務の履行に，後者は診療上の注意義務の履行にあたる．

注意すべきは，医師患者間トラブルは患者の考え次第で発生しうるものであり，リスクマネジメントによって完全に防げるものではないということである．筆者が把握している2010年以降に一審が終了した白内障診療に関する訴訟事例を表2に

表 1. 眼科医事紛争事例調査結果，各年度の報告事例の内容

	平成 27 年度	平成 28 年度	平成 29 年度
①手　術	44 件 (61%)	41 件 (58%)	47 件 (68%)
1．白内障手術	27 件	32 件	36 件
2．光凝固術	3 件	1 件	2 件
3．屈折矯正術	1 件	2 件	1 件
4．網膜硝子体手術	6 件	1 件	5 件
5．その他	7 件	5 件	3 件
②手術以外の治療	10 件 (14%)	7 件 (10%)	3 件 (4%)
③診　断	4 件 (6%)	8 件 (11%)	4 件 (6%)
④管　理	8 件 (11%)	5 件 (7%)	2 件 (3%)
⑤不　明	6 件 (8%)	10 件 (14%)	13 件 (19%)
合　計	72 件	71 件	69 件

（文献 1 より引用）

示すが，この中には診療自体を断らない限り提訴自体を防ぎようがないと思われる事例も存在する．また，裁判結果も担当裁判官次第で異なる可能性がある[12]．リスクマネジメントを検討するときに，訴訟リスクを低減する観点ばかりが重んじられがちであるが，その効果には限界があることと，訴訟リスクを第一に考えると医学的妥当性を毀損する恐れがあることには注意を要する．

　説明義務，診療上の注意義務の一般的内容については本誌他稿に譲り，本稿では，具体的にどのような説明を行い，また，どのような点に注意して手術や周術期管理に臨むべきかについて，筆者の考えを述べる．

説明に関するリスクマネジメント

1．白内障一般診療

　患者を診察して白内障を認めた場合，当然ながらその旨を告知する．白内障の程度については，厳密ではなくとも，「初期の」「5 段階で 2 段階目」などと伝えれば十分であろう．他院での診断と異なると指摘された場合には，医師によって見解が異なることがままある旨を伝える．筆者の場合は，「白髪がどこまで増えたら白髪頭と呼ぶか，人によって見方が異なるのと同じで，どこまで濁りが増えたら白内障と判断するかも医師によって異

表 2. 2010 年以降に一審が終了した白内障診療に関する訴訟事例

事例	裁判所	事件番号	判決・和解日	事件概要	原告代理人弁護士	終局	参考文献
1	東京地裁	平成 20 (ワ)30183	2010/8/30	小眼球に対し計画的嚢外摘出術，IOL 縫着施行．縫着部分から増殖膜発生，最終的に眼球癆．	有	原告一部勝訴	3)
2	名古屋地裁	平成 22 (ワ)3397	2011/5/13	術後約 10 年経過後に眼内レンズ偏位により視力低下．	有	棄却	4)
3	東京地裁	平成 22 (ワ)30890	2011/10/21	術中後嚢破損．後日網膜剥離発症．黄斑が剥離する前に他院で手術し，視力は維持された．	有	和解	なし
4	東京地裁	平成 23 (ワ)40436	2012/6/21	加齢黄斑変性のため，術後視力不良．	無	棄却	5)
5	東京地裁	平成 25 (ワ)31844	2015/2/4	術後に斜視による複視出現を自覚．	無	棄却	6)
6	東京地裁	平成 25 (ワ)33208	2015/9/30	術後に糖尿病網膜症が悪化，新生血管緑内障で視力大幅低下．	有	棄却	7)
7	東京地裁	平成 27 (ワ)4630	2016/11/10	術中後嚢破損，眼内レンズ挿入できず，術後眼内炎を発症し眼球癆に．	有	和解	なし
8	横浜地裁	平成 24 (ワ)1426	2017/1/19	術中後嚢破損，術後に虚血性視神経症を発症し視力低下．	有	棄却	8)
9	鹿児島地裁	平成 25 (ワ)101	2018/5/22	球後出血後に手術続行し，後嚢破損．後日網膜剥離を発症し視力低下．	有	原告一部勝訴	9)
10	東京地裁	平成 26 (ワ)23739	2018/10/18	術後に糖尿病網膜症が悪化，緑内障進行，視野障害．	有	棄却	10)
11	東京地裁	平成 30 (行ウ)394	2018/10/18	術後の見え方に不満を持ち，医師免許取り消しを求めて国を相手に提訴．	無	訴え却下	11)

なるかもしれません」との旨を説明している.

白内障と告げると，直ちに手術が必要か否かを尋ねる患者がいる．原則として手術の時期は患者が決定するものであることをまず説明し，その後に医師としての意見があれば追加すれば良い．筆者は白内障術者の立場で診療をしているが，手術設備のない他院に通院中の患者が，紹介状を持たずに来院することがある．患者は内心では手術に関心を持っていながら，医師からまだ必要ないと言われて手術紹介をしてくれないというのである．手術を検討する意向については折に触れて確認をし，その意向があれば紹介するべきである．

白内障手術を検討する段階ではないことについて患者と合意したときに，白内障治療点眼薬について言及するかが問題になる．保険収載されている治療法であり，後述する医師の説明義務の原則からすると説明すべきということになる．初診の際に，点眼治療薬があること，現在の白内障を軽快させるものではなく，進行を抑制する可能性があるに過ぎないこと，どの程度効果があるか予測できず，点眼していても進行するものであり，進行して見え方に困ってきた場合には手術を検討することになること等を伝えて，点眼を開始するか否かを選択してもらうのが良い．

なお，白内障を疑って診察にあたるとき，散瞳しての診察になることがあろう．散瞳検査について知識がない患者の場合には，散瞳薬の効果が現れて診察可能な状態になるまでに 20 ないし 30 分かかること，その後さらに順番を待つ可能性があること，診察後も数時間は車の運転ができなくなることを伝えるべきである．特に，散瞳して診察可能な状態になってからもさらに順番待ちのために時間がかかる可能性を伝えておくと，時間待ちに関する問い合わせが減るようである．

2．白内障術前説明

a）総　論

白内障手術は最も普及した眼科手術であり，インターネットやメディア上に情報があふれ，患者間における情報交換もなされる．そのため白内障

手術を希望する患者自身もある程度の知識を得ている場合が少なくない．しかし，それらの情報は断片的な内容でかつ偏っている場合が多々あり，特に手術の成功体験談が強調されている場合が少なくないことに注意を要する．白内障手術にあたっての説明では，患者のそのような情報の偏りを修正し，手術のメリットのみならずリスクをも正しく理解してもらうよう工夫をすることが必要である．

説明行為は口頭，書面を問わず，患者に伝えることが重要である．しかし実際には，伝えるべきことは合併症関連に限らず多岐にわたり，それなりの量になるので，患者が帰宅後にも随時参照できるように，説明用紙を用いることが親切である．説明用紙は受診後早い段階で渡して，早めに読んでもらうと診療中の説明時間の短縮につながる．筆者は，初診で白内障による視力低下が推測される患者には，散瞳薬を点眼するタイミングで，手術を勧めるわけではないが参考までにと断ったうえで説明書を渡している．その後の口頭での説明の際には，詳細は説明用紙の通りと前置きをしたうえで，核落下や眼内レンズ挿入不能等による高次施設での再手術，失明の危険，屈折誤差による眼鏡使用の可能性といった重要事項について口頭で説明している現状である．したがって，以下に述べる説明すべきと考える事項の多くは，説明書（図1）による説明となっている．

b）説明内容

（i）手術の概要

一般的には，水晶体の濁りを取って眼内レンズを入れる手術であることを説明し，予想される手術時間を伝えればそれで足りると考える．筆者は以前は前嚢切開，超音波乳化吸引，眼内レンズ挿入について説明していたが，詳細な手術手順，方法が患者の手術決断を左右することは考えにくいため，最近は省くことが多くなった．

（ii）手術前後の生活

手術前後の生活上の制限事項は，患者の手術決断，日程選択に直結する重要な事項であり，手術

白内障に対する水晶体再建術についての説明

　白内障は，茶色い瞳(虹彩)の裏にある水晶体が濁り，見えにくくなる病気です．手術では，濁った水晶体を取り除き，水晶体の代わりに透明な眼内レンズを眼の中に入れます．手術を受ければ，多くの場合良く見えるようになります．ただし，白内障以外の眼の病気や脳の病気がある場合は，それなりの見え方になります．

手術の方法と所要時間

　手術は局所麻酔で行います．白目と黒目の境目付近を3mm足らず切り，そこから細い筒を入れて，濁った水晶体を砕きながら吸い出します．濁りが取れたら眼内レンズを入れ，最初に切った切り口が閉じることを確認して終了します．

　手術時間は特別な事情がなければ10〜20分です．手術室には準備も含めて20〜30分滞在します．

手術前後の生活

手術3日前から 手術前日まで	ばい菌止めの目薬を点眼します． 生活は普段どおりで結構です．
手術当日	来院前から瞳孔を開く目薬を点眼します． 手術終了時に眼帯をし，翌日の受診時まで外しません． 洗顔，洗髪，お化粧はできません．お風呂，シャワーは控えて頂きます．自動車の運転はできません．
手術翌日から 手術後約1週間まで	手術翌日，翌々日，約1週間後に診察します．(状態によっては診察が増える場合があります.) 数種類の目薬を点眼します． 目に水が入らないようにするため，顔を洗えずおしぼりで拭くようになります．髪は自分では洗えませんが，美容院での洗髪(仰向けで目隠しをして他の人に洗ってもらう)は可能です． お風呂，シャワーは目に水が入らないように注意すれば可能です．お化粧はできません．数日間は，寝るときに眼帯をして目を保護してもらいます． 自動車運転の予定は入れないでください．また，万が一のときにすぐに受診ができるように，遠出は厳禁です．
手術後1週間以降	手術前に通院されていた眼科に受診して頂きます． 点眼を続けますが，顔や髪も自分で洗えて，通常の日常生活に戻れます．激しい運動や海外旅行などは引き続き控えて下さい．控える期間はかかりつけの先生と相談して下さい． 自動車の運転は手術後の視力次第で可能になります．

　仕事への復帰までには，事務仕事は1〜3日程度，軽労働は3〜7日程度，激しい肉体労働は1〜2週間程度かかります．お酒は，手術後の傷の治りに影響しますので，2〜3日は中断しましょう．

手術後の見え方について

　先に述べたとおり，手術を受ければ，ほとんどの場合良く見えるようになります．ただし，白内障以外の眼の病気や脳の病気がある場合は，期待したほどには良く見えるようにならない場合があります．

　「良くは見えるが違和感がある」という場合もあるようです．手術後の患者さんから「飛蚊症が増えた」，「光の輪が見えるようになった」，「色合いが変わった」などと言われることがあります．ほとんどの場合はしばらくすると慣れるようですが，気になり続ける方も稀にいます．

　手術後には，それまでかけていたメガネが合わなくなる可能性が高いです．メガネの度数が安定するのに1〜2か月かかるので，メガネの作り直しはそれまで待ちますが，相談のうえで早めに作ることもできます．

　手術後数か月から数年経つと，眼内レンズの裏に濁った膜ができて，視力が落ちる場合があります(後発白内障)．この場合は外来のレーザー治療でその膜を破って視力を回復させることができます．視力低下を感じたら早めに受診しましょう．

眼内レンズについて

　眼内レンズはシリコンやアクリルでできており，メガネやコンタクトレンズと同様に度数がいろいろあります．手術前の検査結果を参考に，手術を受ける方に最も合うと思われるレンズ度数を選びます．ただし通常の眼内レンズはピント調節の力がないため，見る距離によってはメガネなしでは良く見えません．一般には正視合わせ(遠くを裸眼で見やすくして，近くは老眼のメガネをかける)か，近視合わせ(近くを裸眼で見やすくして，遠くは近視のメガネをかける)のどちらかを選びますが，多くは手術前と同じにするのが楽なようです．ただし度数の予測精度には限界があり，手術後のピント予測がはずれる場合があります．その場合はメガネで調整します．特に強いご希望があれば眼内レンズの入れ替え手術を検討しますが，それでもメガネなしでよく見えるようになるとは限らず，メガネが必要になる場合があります．

図 1. 白内障手術説明書の例

乱視については，そもそも乱視が全くない方がむしろ珍しく，ほとんどの場合乱視が残ります．特に強い乱視が残りそうな場合には，乱視用のレンズを用いる場合がありますが，それでも乱視が全くなくなることはまずありません．

　なお，近年，遠近両用眼内レンズが開発されています．うまくいけば良いのですが，健康保険が使えないこと，見え方の予測がつきにくいことなど，問題点もあるようです．現在のところ当院では導入する予定はありませんが，問題点についてさらにお知りになりたい方はお尋ね下さい．

　通常，眼内レンズは一生涯にわたって交換の必要はありません．

手術の合併症について

　手術中や手術後の不具合をまとめて「合併症」といい，世間一般では「医療ミス」と呼ぶものも合併症に含まれます．白内障の手術は安全性の高い手術で，ほとんどの場合大きな問題なく終了します．しかし，いかに名医であっても合併症を100％起こさないとは断言ができません．例えば，駆逐性出血という手術中の激しい眼底出血は，数万〜数十万人に1人と極めて稀ですが，どんなに手術の腕が良くても起こり得ると言われており，起きた場合にはそのまま目が見えなくなる可能性があります．また，手術が無事に終了しても，手術後に目の中がばい菌で化膿してしまう術後眼内炎が数千人に1人あり，この場合もやはり目が見えなくなる可能性があります．その他，手術中に濁った水晶体が眼底に落ちてしまう水晶体核落下や，眼内レンズを入れられずに手術を終了する場合など，大学病院等で追加手術が必要になることも，稀ですがあり得ます．

　また，手術後は出血や充血で白目が赤くなったり，ごろごろを感じることがあります．心配なものではなく，通常は1週間以内に消えますが，ごろごろ感などの異物感がずっと続いて，点眼で対症療法を続ける方も稀にいます．

　これらの場合も含め，合併症が起きた場合の治療・治療費は別途必要になります．我々としては，丁寧に手術を行うことによって合併症を予防し，万が一合併症が起きた場合には最善の対策をご一緒に考えるよう努力いたします．

※その他の合併症：麻酔薬によるアレルギーショック，網膜剥離，眼内レンズ落下，続発緑内障，飛蚊症，羞明（まぶしく感じること），水疱性角膜症，囊胞様黄斑浮腫，眼瞼下垂，糖尿病網膜症の増悪，血管新生緑内障…など

手術を受けない場合

　白内障による見えにくさを改善する方法は手術以外にはないので，手術を受けない場合には見え方はそのままか，あるいは白内障が進行してさらに見えにくくなります．進行予防のための目薬がありますが，進んでしまった白内障を治すものではありません．ただし白内障は一部の例外を除けば急を要する病気ではないので，手術を延期しても多くの場合は問題ありません．白内障によって別の病気も引き起こされているような特別な場合には，医師の側から理由を説明して，手術を受けることをお勧めすることになります．また白内障が進みすぎると，手術自体が難しくなり合併症が増えることが考えられるので，すでにかなり進んでいて今後さらに進むことが予想される白内障については，早めの手術をお勧めする場合があります．

手術の費用

　白内障手術は健康保険が適用されます．片眼につき，1割負担で1万5000円程度，3割負担で4万5000円程度です．両目を同じ月に行った場合には，高額医療費の払い戻し制度によって，支払った医療費の一部が戻る場合があります．

民間保険の保険金

　入院保険などで手術に対して保険金が支払われる場合がありますので，加入されている方は保険会社にご確認下さい．（病名：白内障，手術名：水晶体再建術）

図1．つづき

決定前に伝えるべき内容である．手術前後の通院日程，術前術後点眼，洗顔・洗髪の可否，仕事復帰のタイミング，スポーツ・旅行の可否，自動車運転の可否等について説明する．

（iii）手術後の視機能の予想

　白内障手術決断にあたっての最重要情報であり，的確な説明が必要である．他の疾患による視機能への影響が考えられる場合には，手術自体は成功しても視機能改善に限界があることを説明す

るとともに，他の疾患を認めず手術が問題なく終わった場合であっても，光視症，飛蚊症，ハロ，グレア等によって見え方に不満が出る場合があることも伝える．患者が期待していた見え方にならなかった場合に，これらについての説明を欠いていると容易にトラブルになりうる．また，眼鏡を作成するタイミングについても言及すべきである．

（iv）眼内レンズ

　眼内レンズ選択に際して最も重要な事項は，術

後屈折の選択であることは論を俟たないであろう．単焦点レンズでは，裸眼では１つの距離しか焦点が合わないことをしっかり伝える必要がある．また，特に近方合わせの場合，「近方」の概念が医師と患者で異なる場合があるので，「手元」「本を読む距離」「２m先のテレビを見る距離」などと具体的に確認する必要がある．筆者が診察したある患者は，他院で手術を受けた患者であったが，テレビの距離を近方と認識していたため近方狙いを希望したところ，術後に−３ジオプター程度の屈折となったことについて医師の過失を疑い，セカンドオピニオンを得るためにドクターショッピングをしていた．

多焦点レンズについては一般に広く知られるようになり，低加入度数分節型レンズも登場した現在，たとえ自施設で扱いがなくても，少なくともその存在には触れておいたほうが良い．多焦点レンズに関心を持った患者に対してはその見え方の利点と欠点，特に不満を持つ患者も一定数いることをしっかり伝えるべきである．モノビジョンは日本ではやや特殊な選択であり，すべての患者への説明が必須とまではいえないと筆者は考えているが，術前から不同視がある患者や，関心を持ちそうな患者には説明するようにしている．

（ⅴ）合併症

手術に限らず，一般に治療行為を行うにあたって説明すべき内容は，「病名と病状，治療のメリットとリスク，他の治療法があればそのメリットとリスク」とされており[13]，合併症の説明はリスクマネジメントの観点から極めて重要である．多岐にわたる合併症をどこまで説明すべきかについては，以下のように判示した裁判例があり[14]，筆者はこれを参考にしている．「医師が患者に説明するべき合併症とは，原則として，患者において自己決定権を行使する上で重要となる出現頻度の高い合併症や症状の重篤な合併症が対象となると解されるもので，医師において，無数にある合併症の全てを説明することを求められるものではない」．さらにいえば，患者にとってはどのような合併症があるかということよりも，合併症を発症した結果どのような状態になるのかが重要であり，その点を考慮して説明をすべきである．そのように考えた場合，ごく稀に失明する場合があること，再手術が必要になる場合があることを説明することが最重要と考える．また，術後のドライアイ，異物感や充血が継続する場合があること等も，患者の立場からは重要であると考えられる．

患者に網膜疾患，緑内障等の視機能改善を阻害する合併症がある場合には，その旨を伝えて視機能改善に限界があることを説明すべきであることは先に述べた．一方，偽落屑や小瞳孔などの手術を困難にする問題がある場合に，それを事前に述べるべきか悩ましいところである．難易度が高まってもなお術中合併症をきたす可能性が低いと思われれば言及しなくても問題ないようにも思われるが，訴訟等に発展した場合には，そのことを説明していなければ説明義務違反が認められやすい印象がある．患者に対する正しい病状説明をするという観点からは，やはり説明に加えておくことが望ましい．

（ⅵ）その他の情報

手術費用概算も，患者の手術決定にかかわる項目であるから，説明をしておくべきである．また，民間保険の適用等についても説明しておくと良い．

（ⅶ）同意書

患者の署名がある同意書は，患者が手術を受けることに同意したことを証明するために極めて重要である．説明書を用いて説明を行う場合には，同意書に「説明書を読んで納得しました」との旨の文言を入れておくことによって，説明書を読んだうえでの同意であることを示す記録にもなる．説明書を用いずに口頭だけで説明を行う場合には，説明内容を示す記録として説明内容を診療録か同意書に盛り込む必要があり手間である．以上のことから，できれば説明書を用意したいところである．

手術自体に関するリスクマネジメント

1．手術手技関連

　手術手技に関するリスクマネジメントは，医療者の技量と関連する部分である．白内障手術は成功率が非常に高い手術であり，一般的にトラブルに遭遇することは少ないと考えられる．そのため，ともするとトラブルが発生したときの対応に疎くなりがちである．トラブルが長く続いていない状況であっても，不連続環状前嚢切開，後嚢破損，チン小体断裂，核落下等，教科書的な合併症については，その後の処置について普段からイメージトレーニングを積んでおくべきである．

　また，手術デバイスは日々進化しており，合併症発症を低減させる可能性があるツールが続々登場している．学会等で知識を吸収し，有効と感じたものは導入を検討すべきである．

　不幸にも手術中にトラブルを起こした場合には，特に注意を要する．術者は，その場をなんとかしようという思いにかられて，リスクが高い選択をしやすい．あるいは希望的観測を持って手術を継続しがちである．表2の事例9は，球後麻酔時に球後出血をきたし，眼球圧迫して眼窩内圧が落ち着いた後に手術を開始したところ，前嚢切開中に再出血をきたし眼窩内圧が再上昇し，術式を超音波水晶体乳化吸引術から水晶体嚢外摘出術に変更し手術を続行したが，後嚢破損をきたした事例である．術後17日で網膜剝離を発症し，他院で治療をされたが最終矯正視力(0.01)となった．この事例の判決では，2回目の出血後に手術を続行したことが過失であったと判断されたが，そもそも最初の球後出血をきたした時点で手術を中止していれば，この結果は恐らく防げていたであろう．術中トラブルを受けてのチャレンジングな選択は，その後のさらなるトラブルを招来する可能性があり，その危険性は健康被害の可能性として患者が負担することになる．術中トラブルにより手術の続行自体にリスクがある可能性がある場合には，無理をせず手持ちの技量で一旦中断できる

ポイントまで処理した後，勇気ある撤退を選択できる冷静さをなくさないようにすべきである．

2．感染症対策

　術前抗菌薬点眼を処方していなかったことを，過失であると認めた眼科医療訴訟判決が2001年にあった[15]こともあり，感染症対策は白内障手術自体のリスク対策としてのみならず，訴訟リスク対策としても大きく議論されてきたと感じる．しかし実際には術後眼内炎発生率を減少させるという明確なエビデンスがある感染症対策は少なく，世界標準の術後感染予防法は存在しない[16]．この状況において診療上問題となるのは，訴訟対策を主眼におくと，あらゆる予防策を取りたくなることである．訴訟になった場合の弱点を防ぎたいという思いを抱くのは自然ではあるが，先述のように，どこまで対策しても訴訟リスクはゼロにはならないし，今後の医療環境のためにも抗生剤の濫用は控えるべきであることから，節度をもって検討するべきであると考える．医療者としては，各感染症対策に，実際に術後感染症発症リスクを低減するエビデンスがあるか否かの検討を優先すべきであると考える．そのように考えた場合，例えば術後の洗顔制限なども真に感染症対策となるものであるか疑問となるのであり，実際に制限をしない施設もある[17]．その場合に術後感染症を発症して訴訟になったとしても，患者側からすれば洗顔制限をしていたならば発症しなかったとの証明は難しく，一概に敗訴するものではないと考える．

　術後感染症については，万が一発症した場合の行動規範を決めておくことも重要である．術後感染症に限らないことであるが，診療時間外に急な症状を自覚した場合の連絡方法も併せて整えておくべきである[18]．これは白内障手術関連のトラブルではないが，患者に伝えてあった緊急連絡用電話番号が通じなかったために，トラブルとなった例も見聞している．

　感染症対策については以前に本誌に寄稿した[19]ので，参照されたい．

おわりに

　筆者はこれまで訴訟事例を多く見聞してきたが，現在の白内障手術は相当に完成された術式であり，また，術後眼内炎等の合併症も非常に少なく，術者の工夫でリスクを低減できる幅は少ないように感じている．一方で説明が足りていないと感じる事例はままあり，リスクマネジメントの余地は大きいように思う．総合病院等では病院中枢にリスクマネジメントを扱う部署があり，説明書や同意書の充実が図られている例が多い一方，個人診療所ではそのような検討をする機会に乏しく，漫然と口頭説明をし，簡単なカルテ記載をするのみとしている施設も散見されるようである．内容についても，患者の立場から必要な説明に乏しく，術者としての観点による説明に偏っている場合があるようである．そのように感じられた場合には，ぜひこの機会に説明のありようを見直して頂ければ幸いである．

参考文献

1) 松下卓郎：日本眼科医会眼科医事紛争事例調査（平成 27 年度・平成 28 年度・平成 29 年度）の報告．日本の眼科，**90**(12)：1568-1570，2019.
2) 千原悦夫：日本における過去 21 年間の眼科医療の推移．日眼会誌，**123**(7)：745-763，2019.
3) 松元　俊：眼内レンズの縫着部位を誤った過失や眼内に強膜プラグを残置した過失などがあるとして，損害賠償を求めた事例．医療判例解説，**35**：113-137，2011.
4) 松元　俊：白内障と誤診した過失，必要がない手術を行った過失により，視力が低下したなどとして，損害賠償を求めた．医療判例解説，**36**：134-147，2012.
   Summary 特段の過失がない事例でも，患者側に弁護士がつき訴訟提起される場合があるという実例．
5) ウエストロー・ジャパン判例データベース収載．https://www.westlawjapan.com/
6) ウエストロー・ジャパン判例データベース収載．https://www.westlawjapan.com/
7) 峰村健司：糖尿病網膜症患者の白内障術後に，新生血管緑内障を発症して最終的に失明したことについて，診療義務違反および説明義務違反等が争われた訴訟．眼科グラフィック，**8**(1)：103-109，2019.
8) 峰村健司：術後管理義務違反により白内障手術中または術直後に発症した虚血性視神経症が不可逆的になり視力低下したとして損害賠償を求めた事例．医療判例解説，**69**：68-85，2017.
9) 判例秘書判例データベース収載．https://www.hanreihisho.com/hhi/
10) 峰村健司：糖尿病網膜症かつ緑内障眼につき，白内障術後に失明したことに対する責任が争われた訴訟．眼科グラフィック，**8**(2)：211-216，2019.
11) ウエストロー・ジャパン判例データベース収載．https://www.westlawjapan.com/
12) 峰村健司，平塚義宗，小林弘幸：説明義務違反の有無が争われた医療訴訟の分析．日病総合診療医会誌，**15**(3)：137-146，2019.
13) 乳がんの手術に当たり，当時医療水準として未確立であった乳房温存療法について医師の知る範囲で説明すべき診療契約上の義務があるとされた事例．判例タイムズ，**1079**：198-203，2002.
14) 東京地裁平成 26 年 12 月 18 日判決，事件番号平成 23 年（ワ）第 40103 号，ウェストロー・ジャパン判例データベース収載．https://www.westlawjapan.com/
15) 岩瀬　光：白内障術後眼内炎に関して医師側の過失を認めた判決の教訓．臨眼，**55**：1764-1765，2001.
16) 松浦一貴：白内障手術における感染症対策．MB OCULI，**38**：21-28，2016.
17) 薄井紀夫：術後眼内炎の術後予防対策．日本の眼科，**82**(4)：458-462，2011.
   Summary 術後眼内炎の予防対策についての，エビデンスに立脚したわかりやすい解説である．
18) 薄井紀夫：白内障術後眼内炎の治療．日本の眼科，**90**(5)：555-560，2019.
   Summary 術後眼内炎の治療プロトコルを，明快な理論と豊富な自験例に基づいて解説している．
19) 峰村健司：術後感染症において法的に知っておきたいこと．MB OCULI，**38**：72-77，2016.

MB OCULI. No. 86 : 35 – 46, 2020

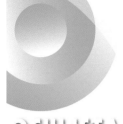

特集／眼科におけるリスクマネジメントのポイント

緑内障診療のリスクマネジメント

谷戸正樹*

Key Words : 視野欠損(visual field defect)，神経線維束欠損(nerve fiber layer defect : NFLD)，薬剤アドヒアランス(drug adherence)，トラベクロトミー(trabeculotomy)，トラベクレクトミー(trabeculectomy)，緑内障チューブシャント手術(glaucoma tube-shunt surgery)

Abstract : 緑内障性視神経症の診断は，視神経に特徴的な構造変化がみられ，かつ，構造と機能(視野)に相応の対応がみられることで成される．構造や視野の異常をきたす眼疾患は多岐にわたるため，緑内障(特に正常眼圧緑内障)と診断する際には，緑内障と混同しやすい視神経乳頭形状，神経線維束欠損，視野欠損をきたす疾患を適切に除外する必要がある．薬物治療で十分効果が得られない場合は，薬物の追加・変更または手術治療を選択する前に，緑内障病型診断の誤りがないかどうかと薬剤アドヒアランスに問題がないかについて確認する．通常，3 成分程度の薬物併用療法を行い，それ以上の薬物が必要となる場合には緑内障手術も選択肢となる．また，低侵襲緑内障手術では，白内障による視力低下をきたした場合に適応となる場合がある．手術治療を考える際，それぞれの術式の利点・欠点を考慮したうえで選択する．

はじめに

　我が国の視覚障害の原因として緑内障が第 1 位となっており，その割合は以前の報告と比較しても増えている[1]．緑内障は年齢とともに発症し，現時点では完治しない疾患であるため，今後も症例数が増加すると予想される．すべての眼科医が遭遇する疾患であるため，そのマネジメントに関する情報の眼科医間での共有は特に重要である．本稿では，緑内障の診断と治療法選択における注意点について，その要点を解説する．

診断に関するリスクマネジメント

　緑内障性視神経症の診断は，視神経に特徴的な構造変化がみられ，かつ，視野変化を伴う病期になれば，構造と機能に相応の対応がみられること

表 1. 非緑内障性の異常を見逃さないためのポイント

- 病歴聴取：既往疾患，外傷，投与薬剤
  随伴症状(頭痛，神経学的所見)
  発症時期(はっきりしているかどうか)
- 早期の視力低下，RAPD の有無
- 片眼性？　両眼性？
- わずかな網膜所見を見逃さない
  散瞳＋眼底写真でチェック
- 乳頭，網膜神経線維層所見は，緑内障性か？
- 眼圧の左右差と眼所見の重症度が一致？
- 緑内障と非緑内障合併の可能性

で成される．緑内障性視神経症に特徴的な構造・機能異常については緑内障診療ガイドラインを参照頂きたい[2]．構造や視野の異常をきたす眼疾患は多岐にわたるため，緑内障(特に正常眼圧緑内障)と診断する際には，表1に示すような点について留意が必要である．

* Masaki TANITO，〒693-8501　出雲市塩治町 89-1
　島根大学医学部眼科学講座，教授

表 2. 緑内障と紛らわしい視神経乳頭形状をきたす疾患

- 近視乳頭
- 大乳頭(large disc)
- 小乳頭(small disc)
- 視神経上部部分低形成(SSOH)
- 視神経乳頭 Pit
- 虚血性視神経症
- 遺伝性視神経症
  (Leber 遺伝性視神経症, 優性遺伝性視神経症)

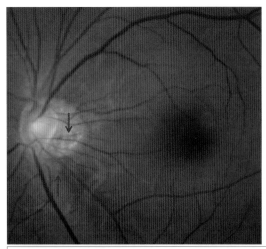

$\frac{a}{b}$

図 1.
近視眼の緑内障
眼底写真(a)と OCT 黄斑内層厚マップ(b)で, 耳下側に
神経線維束欠損(矢印)を認める. 視神経乳頭の変化は
わかりづらい.

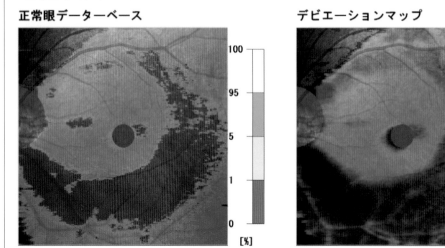

正常眼データーベース

デビエーションマップ

1. 緑内障と紛らわしい視神経乳頭形状をきた
   す疾患(表2)

　小乳頭では視神経乳頭陥凹が過小評価されやす
く, また, 大乳頭では過大評価されやすい点に注
意が必要である. 乳頭黄斑間距離／乳頭直径
(DM/DD)比を参考に, おおよそ2以下を大乳頭,
3以上を小乳頭とすると判断しやすい. 近視眼で

は, 乳頭傾斜(耳側方向への傾斜)や乳頭回旋(耳
下側方向への回旋), 乳頭周囲の網脈絡膜萎縮
(コーヌス), 拡大した乳頭や乳頭低形成などのた
め陥凹やリムの変化を捉えづらく, 緑内障の過大
評価も過小評価も起こりやすい. また, 豹紋状眼
底のため神経線維束欠損(NFLD)が判定しづらい
などの診断の難しさがある. 近視眼でも, 眼底写

表 3. 緑内障と紛らわしい神経線維束欠損をきたす疾患

- 乳頭異常に伴うもの
    乳頭ピット，視神経上部部分低形成(SSOH)ほか
- 網膜局所の虚血に伴うもの
    網膜静脈分枝閉塞症
    綿花様白斑

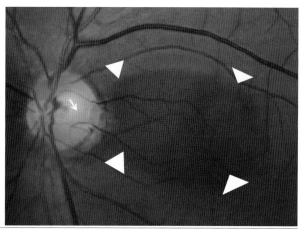

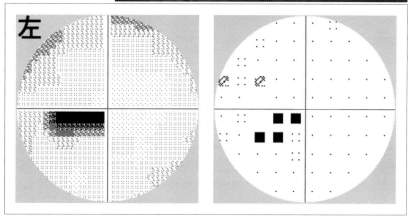

|a
|b

図 2. 視神経乳頭ピットの眼底写真眼底写真(a)と視野(b)
眼底写真では視神経乳頭縁の深い陥凹(ピット，a：矢印)と近接するNFLD(矢頭)がみられる．視野検査でNFLDに一致する感度低下を認める(b).

真上で乳頭の質的・量的判定基準[2]について丁寧に評価すること，OCT による網膜内層厚測定を組み合わせること(図1)，視野との対応を確認することで緑内障診断を行う．特に眼圧が高値でない場合は，治療開始を急がず経過観察を行うことも診断のうえで重要である．

2．緑内障と紛らわしい神経線維束欠損をきたす疾患(表3)

乳頭ピット(図2)や視神経上部部分低形成(SSOH：図3)は，NFLD と，それに対応する視野異常をきたすため，緑内障との鑑別に重要である．緑内障との形態学的・機能的な差異を，眼底写真・OCT・視野検査で総合的に観察することで

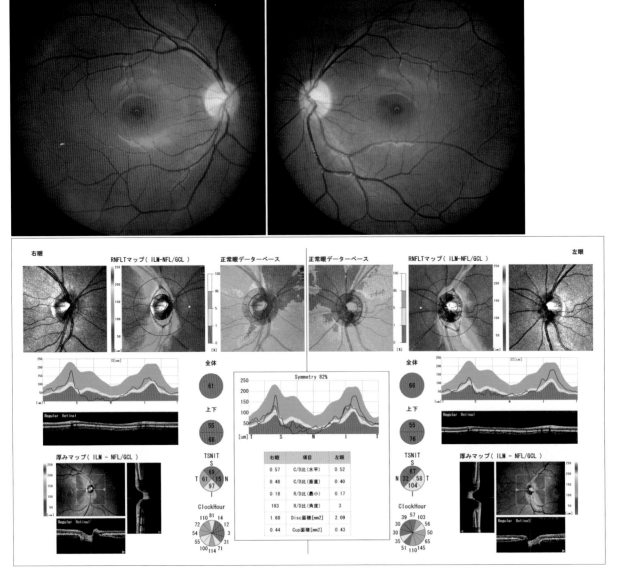

図 3. 両眼 SSOH 症例の眼底写真と OCT 所見

眼底写真では右眼(a)と左眼(b)でほぼ左右対称性に鼻上側の幅広いNFLDが観察される.
OCT の乳頭周囲神経線維層厚マップ(c)でも，神経線維の鼻上側の菲薄化が観察される.

	a	b
	c	

鑑別できる(図4). 網膜静脈閉塞症や綿花様白斑消退後には，楔状のNFLDがしばしば観察される. 綿花様白斑消退後のNFLD(図5-a)は，緑内障にみられるNFLD(図5-b)と異なり，必ずしも乳頭に接続しないこと，リムの菲薄化がしばしば明らかでないこと，多くの場合NFLDの幅が狭いこと等の特徴がある(表4). また，綿花様白斑をきたす疾患に関する病歴聴取も重要である. ま

た，正常近視眼に対してOCTによる黄斑内層厚測定を行った際に，アーケード血管の外側に網膜菲薄化領域が検出されることがある(図6). 近視眼では，眼球後極の血管が耳側に偏位することで正常眼データとの部位的な差異を生じ，誤って菲薄化が検出されることが多いため注意が必要である. 視神経乳頭の変化を丁寧に観察する，長眼軸長データベースで確認する，といった対応を行う.

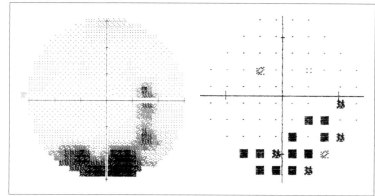

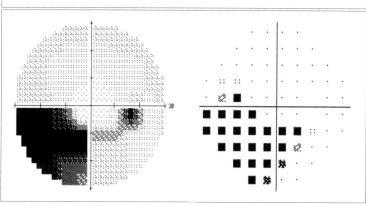

図 4.
SSOH(a)と緑内障(b)にみられる視野欠損
SSOHでは通常,視神経乳頭に接続する下方視野欠損がみられる(a).
SSOHの視野欠損は緑内障にみられるブエルム領域の弓状暗点(b)よりも外側にみられ,鼻側経線に到達しないことが多い.

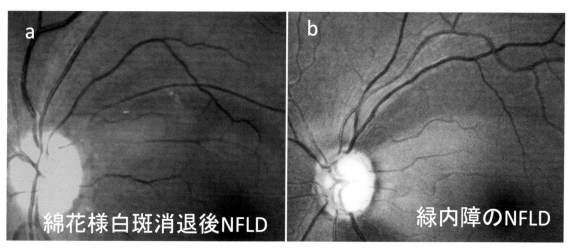

図 5. 綿花様白斑に続発した NFLD(a)と緑内障にみられる NFLD(b)

表 4. 綿花様白斑に続発する NFLD

• 病歴の聴取 　糖尿病,高血圧,膠原病(SLE など),肝炎(インターフェロン網膜症)ほか
• 非緑内障 NFLD の特徴 　乳頭に接続しないことがある 　NFLD に一致したリム菲薄化を伴わない 　NFLD の幅が狭い
⇒眼底写真による判定が有効

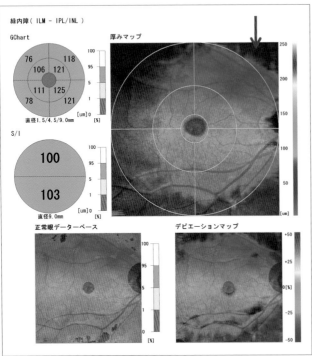

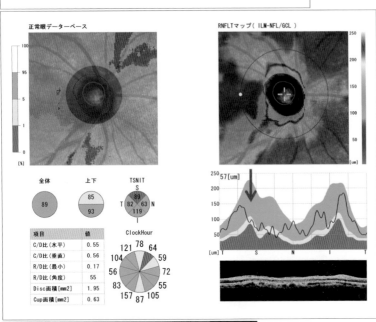

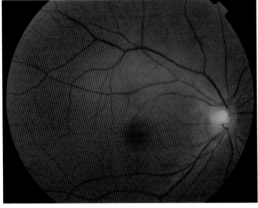

$\dfrac{a}{b}$

c

図 6.

正常近視眼の OCT 所見と眼底写真

OCT 黄斑内層厚マップ(a)と乳頭周囲神経線維層厚マップ(b)では上方(矢印)と下方で正常データベースと比較して組織厚が減少しているように表示されている. 眼底写真(c)では明らかな緑内障性変化は認めない. 近視による血管の耳側偏位が原因の OCT 判定エラーである.

表 5. 緑内障と紛らわしい視野異常をきたす疾患

- 網膜・脈絡膜・視神経疾患
  血管疾患：網膜静脈分枝閉塞症，網膜動脈分枝閉塞症，脈絡膜循環障害ほか
  黄斑疾患：種々の黄斑変性，網膜前膜，傍中心窩毛細血管拡張症ほか
  （無色素性）網膜色素変性，AZOOR ほか
  視神経炎，視神経症
- 球後視路病変（球後視神経〜視覚野）
  腫瘍
  出血
  梗塞
  膿瘍
  外傷

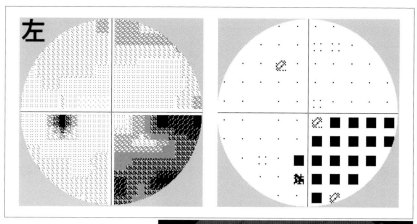

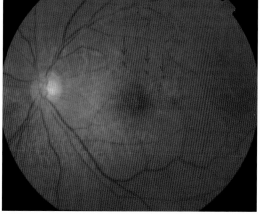

$\dfrac{a}{b}$

図 7.
陳旧性網膜静脈分枝閉塞症にみられた視野欠損
視野検査のみでは緑内障と鑑別できない視野欠損を認める（a）．眼底写真ではリムの菲薄化は軽度で，視野欠損部位に相当する場所で網膜出血が散在している（b：矢印）．

3．緑内障と紛らわしい視野異常をきたす疾患
（表5）

　視野異常をきたす疾患は，すべて緑内障との鑑別疾患になり得る．中でも，網膜静脈分枝閉塞症は，頻度の高い疾患であり注意が必要である（図7）．発症後長期間経過した症例でも，眼底写真を拡大して観察することで，微細な網膜出血や血管ループ形成，あるいは，OCT により小さな網膜内浮腫を認めることが多い．臨床上，構造の変化が機能の変化に先行してみられるため，視野の変化を伴わない緑内障（前視野緑内障）はあっても，構造変化を伴わない緑内障性視野障害はないと考えて診断に臨むべきである．通常，非緑内障疾患は眼圧上昇を伴わないが，時として緑内障に他の疾患が合併することはあり得るため（図8），注意が必要である．

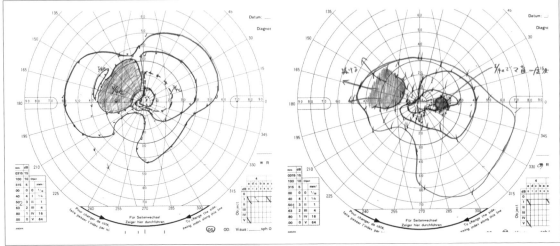

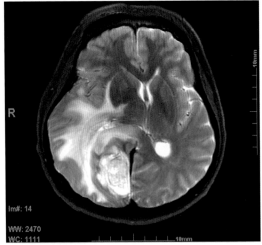

図 8.
緑内障に合併した頭蓋内髄膜腫
両眼の高眼圧(30 mmHg)で紹介受診した症例. ゴールド
マン視野(a)で不規則な左同名半盲を認める. 頭部 MRI
画像(b)で右後頭葉の腫瘍を認める.

表 6. 薬物治療で十分な眼圧下降が得られない理由

①薬剤そのものの効果が足りない
　⇒薬剤強化・手術
②診断が間違っている
　⇒再度, 病型診断(原発閉塞隅角緑内障, 続発緑内障)
　　• 隅角検査
　　• ステロイド使用の有無
③アドヒアランスの問題

薬剤の強化は②③の除外が前提!

表 7. 原発開放隅角緑内障, 正常眼圧緑内障
　　　以外の緑内障の特徴

• 経過中にベースライン眼圧が上昇する
• 眼圧変動が大きい
• 眼圧下降薬に反応しない
• 左右差が大きい
• 進行が早い

表 8. 処方数・回数減による効果(文献 5 より作表)

• アドヒアランス改善
• パーシステンス改善(ドロップアウト少ない)
• QOL 改善(点眼回数が多いと活動制限)
• 副作用減
• 眼圧下降効果?

治療に関するリスクマネジメント

1. 薬剤で十分効果が得られない場合

　薬物治療で十分な眼圧下降効果が得られない
際, 3つの可能性を考えて対処を行う(表6). 正常
眼圧緑内障を含む原発開放隅角緑内障(広義)と比
較して, その他の緑内障の病型では, 経過中に
ベースライン眼圧が変動しやすい等の特徴がある
(表7). 薬剤の強化・変更を行う前に, 再度隅角
検査と病歴聴取を行って, 病型診断に間違いがな

表 9. 緑内障手術が考慮されるべき例

- 多剤併用療法でも目標眼圧が達成されない
- 疾患のメカニズム上，薬物治療のみでは効果が期待できない
  - 例：水晶体要因による眼圧上昇
- 薬剤の使用継続が困難
  - 例：薬剤アレルギー
  - 例：認知症によるアドヒアランス低下
  - 例：四肢麻痺等による点眼不能

(文献 6 から転載)

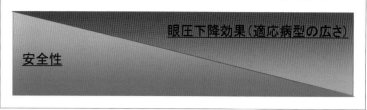

図 9. 種々の緑内障術式における眼圧下降効果と安全性

表 10. 一般的な緑内障術式選択の考え方

- 最小限のリスクで十分な効果
  - 目標眼圧が達成可能な術式の中で安全性の高い術式の選択
- 安全性が高い術式ほど適応がシビア
  - 効く病型が限られる
  - 効かない症例を見分ける必要
    - 多くの場合無効な例：前房内硝子体脱出眼に対するトラベクロトミー
- 追加手術の選択
  - より眼圧下降効果の高い術式の選択
  - より病型選択の幅が広い術式の選択
    - 適切な例：トラベクロトミー不成功例に対するトラベクレクトミー

(文献 6 から転載)

いかを確認する．また，薬剤が適切に使用されているかどうか(アドヒアランス)について確認することも重要である．特に高齢者では，本人が点眼を行っているつもりでも，実際には眼瞼皮膚などに投薬している例もしばしば見受けられる[3]．医師あるいは看護師が，患者の実際の点眼手技を確認することが望ましい[4]．また，点眼薬剤数や点眼回数の増加は，生活の質を低下させることが知られている[5]．薬剤数や点眼回数を最小限とすることは，アドヒアランスの維持や副作用予防の観点からも重要であり，留意する必要がある(表8)．

2．緑内障手術の一般的な適応[6]

緑内障の治療においては，最小限のリスクで十分な眼圧下降が得られる方法が選択される必要がある．薬剤・レーザー・手術による眼圧下降の中で，多くの場合，薬物治療が第一選択とされる主たる理由は，後者2者において術関連合併症による視力低下が懸念されるためである．そのため，緑内障手術が選択される場合，薬剤による十分な眼圧下降効果が期待されない(余命を考慮した視野進行速度が生涯にわたる視機能維持を脅かす場合)という前提が必要となる．表9に緑内障手術が考慮されるべき例を列挙する．通常，3成分程度の併用療法を行い，それ以上の薬剤が必要となる際には緑内障手術を考慮するが[2]，認知機能低下や肢体不自由による点眼不能例でも，緑内障手術の適応となりうる．

3．緑内障術式選択

現在，臨床の現場で選択されている緑内障手術は，トラベクロトミーや低侵襲緑内障手術

(MIGS)に代表される流出路再建術，トラベクレクトミーに代表される濾過手術，チューブシャント手術に大別される(図9)．これらの術式にはそれぞれ一長一短があるが，総じて言えば，安全性の高い術式ほど眼圧下降効果が弱く，眼圧下降効果が高い術式ほど視機能に影響する合併症が多い傾向にある．そのため，緑内障手術においても，リスク・ベネフィットを十分に考慮したうえで術式が選択される必要がある．また，安全性の高い術式ほど眼圧下降の得られる病型が限定されるという点，緑内障再手術を選択する場合には，初回手術と同等か，より眼圧下降効果が高く病型選択の幅が広い術式を選択する必要があるという点にも注意が必要である(表10)．

4．代表的な術式の特徴と適応

a）MIGS

従来，強膜フラップ下でシュレム氏管を同定した後，金属製のトラベクトームをシュレム氏管

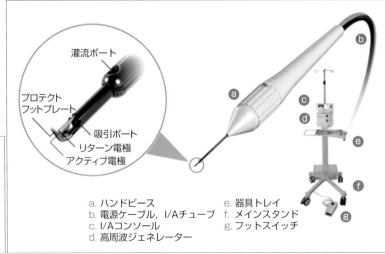

灌流ポート

プロテクト
フットプレート

吸引ポート
リターン電極
アクティブ電極

a. ハンドピース　　　e. 器具トレイ
b. 電源ケーブル, I/Aチューブ　f. メインスタンド
c. I/Aコンソール　　　g. フットスイッチ
d. 高周波ジェネレーター

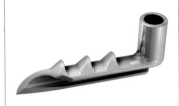

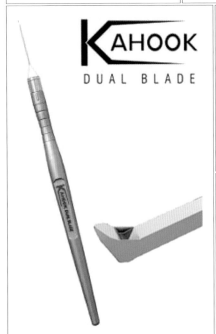

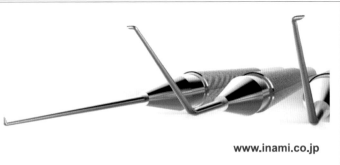

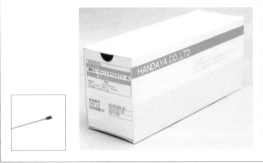

www.inami.co.jp

a	b
	d
c	e

図 10. 各種 MIGS を行うための器具
a：iStent トラベキュラー マイクロバイパス システム（グラウコスジャパン提供）
b：トラベクトーム（コーワ社ホームページ http://www.kowa.co.jp から転載）
c：カフークデュアルブレード（JFC セールスプラン社ホームページ http://www.jfcsp.co.jp
　から転載）
d：谷戸氏ab interno トラベクロトミーマイクロフック（イナミ社ホームページ http://inami.
　co.jp から転載）
e：陳氏スーチャートラベクロトミー糸（はんだや社ホームページ http://www.handaya.co.jp
　から転載）

内に挿入・回転することで線維柱帯を切開する ab externo トラベクロトミーが行われてきた．近年，角膜サイドポートから挿入した器具で線維柱帯を切開・切除する ab interno トラベクロトミーが次々と報告され，臨床の場に広まっている（図 10）．MIGS 術式には切開範囲や手術の難度に違いがあるが，現時点で術式間の眼圧下降効果の差は明らかでない（表 11）．15 mmHg 前後の術後眼圧（術前眼圧が 20 mmHg 未満の場合は 20% 程度の眼圧下降）をおおよその目安として，手術適応を

表 11. 従来と新しい線維柱帯切開術関連手術の比較

術　式	従来トラベクロトミー	iStent	トラベクトーム	カフークデュアルブレード	マイクロフックトラベクロトミー	360°スーチャーロトミー眼内法
眼表面侵襲	大	小	小	小	小	小
線維柱帯切開範囲	1/4周程度	内腔 120 μm	1/4周程度	1/4周程度	半周〜2/3周	〜1周
手技の難度	難	易〜やや難	易	やや難	易〜やや難	難
	シュレム氏管の同定が難しい	位置異常や脱落が発生した場合に対処が必要		先端が大きい，意図した通りの帯状切除は難しい	耳鼻両側の切開を行う場合は，左手での操作が必要	全周通糸が難しい
手術コスト	低	高	高	やや高	低	低

表 12. 新しい線維柱帯切開術関連手術の適応

> ● 良い適応
> 　　初期の原発開放隅角緑内障，落屑緑内障，ステロイド緑内障
> 　　角膜混濁のない発達緑内障
> 　　白内障による視力低下を伴う緑内障(白内障同時手術)
> 　　原発閉塞隅角緑内障(白内障同時手術)
> 　　高齢者の緑内障(術後通院の困難さ，余命)
> ● 適応外
> 　　炎症眼
> 　　血管新生緑内障
> 　　前房内硝子体脱出，無水晶体眼
> 　　進行した緑内障(特に，残存視野が術後スパイクに耐えられない緑内障)

表 13. トラベクレクトミーの特徴と適応

> ● 利　点
> 　　高い眼圧下降効果
> 　　いずれの病型でも眼圧下降が期待できる
> ● 欠　点
> 　　重篤な晩期合併症(遷延性低眼圧，濾過胞感染等)の可能性
> 　　結膜瘢痕が高度な場合，効果が期待できない
> ● 良い適応
> 　　目標眼圧がローティーンの緑内障
> 　　特に目標眼圧が一桁の場合は，多くの場合，他の手術で代替できない
> 　　点眼治療を中断する必要がある場合
> 　　トラベクロトミーで効果が期待できない緑内障

決定する(表12). 流出路再建術には，白内障手術と併用することで眼圧下降効果が阻害されない，あるいは増強されるという特徴があり[7]，白内障による視力低下を有する場合は術式選択の理由となる. いずれの術式も一過性高眼圧の可能性があるため，中心視野感度が低下しつつある緑内障では適応を慎重に決定する必要がある. 一般に，高齢者では老人環や翼状片などの周辺角膜混濁，瞼裂狭小，眼球運動に関する従命困難などのため，隅角鏡下での視認性が悪く，手術の難度が高い.

b）トラベクレクトミー

濾過手術の内，最も基本となる術式である. 理論上，あらゆる病型で眼圧下降が得られるため，緑内障手術のゴールドスタンダードとなっている. 流出路再建術と比較して眼圧下降は強力であり，12 mmHg あるいはそれ以下の眼圧が目標である場合は，本術式を選択する必要がある(表13). また，薬剤継続不能を理由に緑内障手術を考慮する場合も，流出路再建術では目的を達することが困難であるため，トラベクレクトミーを選択すべきである. 流出路再建術と比較して，術後処置が必要となる回数は多く，術後早期に指示通りの通院が可能かどうかについて，術前アセスメントが必要である. 加えて，術後晩期合併症として

の濾過胞感染に対する患者指導・対策(感染時の症状，眼に異常を感じた場合の迅速な受診，感染が疑われる場合の緊急使用抗菌点眼薬の事前処方)を入念に行うことが重要である．

文　献

1) Morizane Y, Morimoto N, Fujiwara A, et al：Incidence and causes of visual impairment in Japan：the first nation-wide complete enumeration survey of newly certified visually impaired individuals. Jpn J Ophthalmol, **63**(1)：26-33, 2019.

2) 日本緑内障学会緑内障診療ガイドライン作成委員会：緑内障診療ガイドライン(第4版)．日眼会誌，**122**(1)：5-53，2018.

3) 谷戸正樹：K-J法により把握した点眼アドヒアランスの問題点．あたらしい眼科，**35**(12)：1679-1682，2018.

4) 谷戸正樹：点眼指導の繰り返しによる点眼手技改善効果．あたらしい眼科，**35**(12)：1675-1678，2018.

5) Waterman H, Evans JR, Gray TA, et al：Interventions for improving adherence to ocular hypotensive therapy. Cochrane Database Syst Rev, 2013(4)：Cd006132.

6) 谷戸正樹：高齢者の緑内障手術1：単独手術．MB OCULI，**17**：49-56，2014.

7) Hara K, Takai Y, Tanito M：Outcomes after Combined Deep Sclerectomy and Trabeculotomy to Treat Primary Open-Angle Glaucoma and Exfoliation Glaucoma. Shimane J Med Sci, **35**：43-52, 2019.

MB OCULI. No. 86：47−56, 2020

特集／眼科におけるリスクマネジメントのポイント

糖尿病網膜症，高血圧性眼底診療のリスクマネジメント

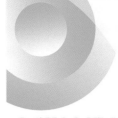

市邉義章*

Key Words： 視覚障害の原因（cause of visual impairment），糖尿病網膜症（diabetic retinopathy），高血圧性網膜症（hypertensive retinopathy），早期発見（early detection），早期治療（early treatment）

Abstract：本邦における視覚障害の原因の上位に位置する疾患に糖尿病網膜症がある．医療機器や手術を含む治療技術の進歩，また，さまざまな方面からの啓発活動の効果で視覚障害の原因の割合としては低下傾向にあるが，未だに患者は後を絶たない．また，中高年病と思われがちだが，若年者における重症度の高い高血圧性網膜症もしばしば経験する．なぜか？　重症化するまで症状に乏しく，受診までの期間が長かったり，その後に受診しなくなることも大きな要因であろう．そもそも早期発見につながる定期健康診断を受けていない例も多い．しかし，要因は，はたして患者側のみであろうか？　一見，軽症に見えるが，注意深く診るとすでに重症度の高い網膜症であることも経験する．今回，我々医療従事者側も糖尿病網膜症，高血圧性網膜症の早期発見，早期治療のために日頃，何に気をつけて，どのように診ていき，どのように患者に説明したら良いか，糖尿病網膜症を中心に考えてみたい．

糖尿病網膜症

1．糖尿病網膜症とは

糖尿病網膜症は本邦における視覚障害の原因となる3大疾患の1つである．最近の調査では，緑内障，網膜色素変性症に続き糖尿病網膜症は第3位となった[1]．30％の糖尿病網膜症の有病率，3％に失明率，すなわち全糖尿病患者の約1％が失明してしまうとされている．さまざまな方面からの啓発活動の効果で以前ほど重症化してからの受診者は減少傾向にあると思うが，未だに重症例は後を絶たない．なぜか？　患者側のみならず医療従事者側からも，いくつか要因を挙げ，対策案を立ててみたい．

2．糖尿病網膜症を診るにあたり，まず考慮すること

糖尿病網膜症は糖尿病の慢性合併症として挙げられ，細小血管障害をベースとした3大合併症，すなわち糖尿病網膜症，糖尿病腎症，糖尿病神経障害の中の1つである．

糖尿病網膜症の有病率は罹病期間が長いほど高くなることは周知の事実であるが，年齢分布をみると他の失明率の高い疾患とは少し異なることがわかる（図1）[2]．緑内障や黄斑変性は20代から80代まで年齢が上がるごとに有病率が上がっているが，糖尿病網膜症は60代までは増加傾向にあるが70代以降は減少している．これは日常診療上，高齢者で血糖のコントロールがあまり良くないのにもかかわらず，網膜症が発生してなかったり，全くと言っていいほど網膜症が進行（悪化）しないことをしばしば経験することと一致する．すなわち，糖尿病の内科的，眼科的な治療に関しては年

* Yoshiaki ICHIBE，〒221-0835　横浜市神奈川区鶴屋町 3-31-6　神奈川歯科大学附属横浜クリニック眼科，教授

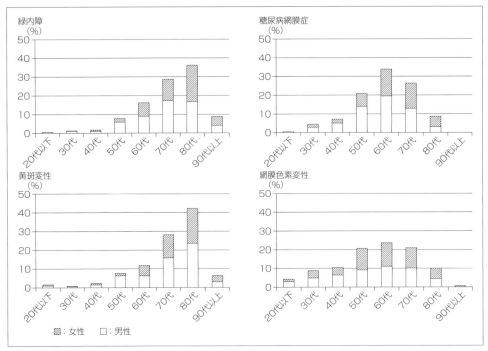

図 1. 主要原因疾患の年齢分布
（文献 2 より）

表 1. 患者側の発症，悪化要因

> 定期健康診断を受けていない
> そもそも糖尿病だと思っていない
> 糖尿病そのものがどういう病気か知らない
> 糖尿病が眼に異常をきたすことを知らない
> データの数値（HbA1c など）が何のことかわからない
> 糖尿病だとわかっているが定期検査していない
> 1 回受診したが，その後自覚症状がないので通院していない
> 治療をやめてしまった
> 食事，睡眠，運動に全く関心がない

齢を考慮する必要があるということになる（後述）．また，糖尿病以外の疾患，高血圧，動脈硬化，心疾患，腎疾患などの他の疾患の既往，合併症の有無，また，食生活や睡眠，嗜好品（アルコール，タバコなど）を含む生活歴，そして治療継続の要の 1 つでもある本人のキャラクターや家族構成（やはりひとり暮らしは第三者の目が入らず食生活が乱れていることが多い）なども我々医療従事者側は把握しておく必要があるだろう．

3．患者側の発症，悪化要因と対策

表 1 に患者側の発症，悪化要因を挙げてみた．高血糖で内科医から網膜症の有無に関し診療依頼を受けた際，高血糖，高 HbA1c の患者に聞くと，やはり定期健康診断を受けたことがない，あるい

はかなり前に受けただけで，今回初めて自分が糖尿病であったことを知ったというケースは多い．また，すでに糖尿病であることはわかっているが，糖尿病そのものがどういう病気だかよくわからない，糖尿病が眼に異常をきたすことを知らない，データ（HbA1c など）の意味が何のことかわからない，などもよく耳にする．その理解不足が，糖尿病だとわかっているが定期検査していないことにつながっていく．これに関しては，初期の段階でしっかり「糖尿病教育」をすることが重要で，内科医，眼科医，看護師，栄養士，薬剤師の連携のもと「糖尿病教室」の開催や，定期的な一般向けの「教育講演」などは重要であろう．特に「教育講演」は 1 回開催するとその年は終わった気になっ

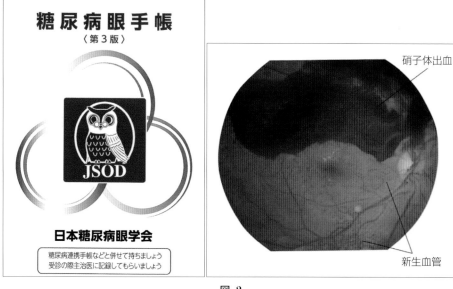

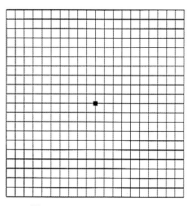

硝子体出血

新生血管

図 2.
（糖尿病眼手帳第 3 版. p. 24 より抜粋）

てしまうが，もう一度聞きたい，仲間，家族を連れてきたいなど，意外と開催するごとに患者は集まるので定期的に行うのが良いと思う．その際，簡単で良いので持ち帰り資料を作成しておくと患者は帰宅後，再確認または家族と情報を共有できることになり有用である．

　一番問題になることは，やはり受診，治療の自己中断であろう．自覚症状がないことは大きな要因であるが，なぜ自覚症状がなかなか出にくいのか？を説明する必要がある．その説明に糖尿病眼手帳の増殖期網膜症の写真（図 2）をしばしば筆者は利用する．新生血管があり，網膜上方には硝子体出血をきたしているが，黄斑にはかかっていない．つまり出血により下方視野の見づらさは自覚しているかもしれないが，視力に大事な黄斑部には出血はかかっていないので，あまり視力低下を自覚しないことがあり，注意が必要だと説明する．

　また，糖尿病網膜症の好発部位は通常画角の眼底写真であまり写っていない乳頭鼻側中間周囲からアーケード上下の部位であり，すでに網膜症が発症していても後極（黄斑）に異常がない限り自覚症状に乏しい，となる．さらに，一方の視力が良好な場合，他方の視力低下に気づかないことは，左右差のある糖尿病網膜症に限らず，片眼に強い

図 3. アムスラーチャート

白内障や片眼性の網膜血管障害，加齢黄斑変性，また視神経疾患でもしばしば経験することである．これに対しては「アムスラーチャート」（図 3）による片眼ずつの自己チェックが有効である．

　名刺大のサイズからもう少し大きめのものまであるが，筆者は，前者は財布の中にでも入れておき，後者はトイレに貼って毎日見ることを勧めている．トイレに貼るメリットは，同じ時間帯，同じ明るさ，同じ距離で見ることができること，また，そのトイレを利用するすべての人も自己チェックできるからである．このように網膜症は我々が他覚的に異常の有無を検索するだけではなく，絶えず患者側にも自覚症状を確認させることが受診や治療の中断予防に重要である．

表 2. 医療従事者側の発症，悪化要因

初期の網膜症を見逃している
重症度の高い網膜症を熟知していないため軽症と判定している
患者のコントロール状態を把握していない
治療開始が遅い
適切な治療法が選択されていない
年齢を考慮した治療がされていない
患者，家族とのコミュニケーション(説明)不足
患者の性格，生活様式など認識不足
他疾患の合併を見逃している

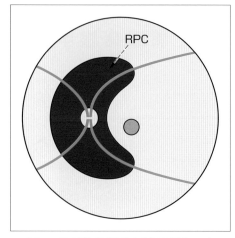

図 4. 放射状乳頭周囲毛細血管(RPC)

糖尿病血糖コントロールの中で，食事や睡眠，運動の重要性は言うまでもない．しかし，我々眼科医は日常診療上，詳しく患者のそれらの情報を把握しきれていない，またはそこまで把握する余裕がないというのが現状であろう．なかなかHbA1cが低下しない，あるいは血糖が下がらない場合，まず筆者は食生活がうまくいっているか尋ねるが，患者本人もどうやったら良いかよくわかっていないケースもある．そんな時はやはり，内科医，看護師，栄養士，薬剤師との連携が必要で，その連携のため，糖尿病手帳，糖尿病眼手帳を大いに有効利用するべきであろう．

4. 医療従事者側の発症，悪化要因と対策

次に医療従事者側の発症，悪化要因と対策を考えてみたい(表2)．網膜症にかかわらずどの疾患でも早期発見は重要である．眼底検査は倒像鏡検査が一般的であるが，倒像鏡でざっと9方向を観察した後に，必ず非接触型前置レンズを使用し，黄斑周囲，乳頭周囲の精密な観察はしたい．特にごく初期の所見として重要な黄斑周囲の微小な毛細血管瘤や小点状出血の観察に前置レンズは有用である．また，一見すっきりとした程度の軽い網膜症と判定しがちな所見も，細隙灯顕微鏡と前置レンズで観察することにより網膜内細小血管異常(intraretinal microvascular abnormalities：IRMA)や新生血管など微細な血管異常を発見することができる．そして初診時には必ず眼底写真を撮影することをお勧めしたい．完全に観察したつもりであっても眼底写真を改めて見直して，見落としに気づくこともある．所見を記録するという意味からも初期には眼底写真として記録に残しておくのが良いだろう．

大出血をきたしているような眼底なら眼科医でなくても網膜症を見逃すことはないであろう．重要なのは，重症度の高い網膜症をしっかり把握し，軽症と判定しないことである．それには重症度の高い網膜症の観察ポイントを熟知していないといけない．

ここで糖尿病網膜症患者の眼底検査のポイントをいくつか挙げてみたい．これを実践していただけば，初期の段階で重症度の高い網膜症を見逃さなくなると思う．

a）網膜症の好発部位

最近のOCT-Angiography(OCTA)を用いた研究によって，黄斑近傍では3層の毛細血管網が存在することがわかってきている[3]．さらに最表層に乳頭を中心とし，鼻側，上下にCの字型に分布するRPC(radial peripapillary capillary：放射状乳頭周囲毛細血管)がある(図4)．

糖尿病網膜症の所見(無血管野や新生血管，IRMAなど)は，このRPC領域内またはその境界域に発症しやすいことが臨床的にも知られている．実はこの領域は従来の画角の狭い眼底写真では写っていないことが多い．このため，画角の狭い眼底写真での判定では，後極だけの所見で新生血管などが見落とされ，増殖期あるいは増殖前期である網膜症が単純期と判定されてしまうことが起こりうる(図5)．

もし写真でも判定するのであれば，有用なのが最近普及しつつある広角眼底カメラである．RPC

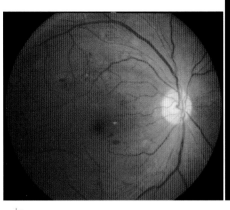
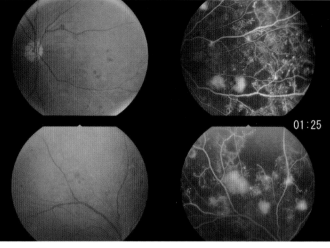

a|b

図 5.
a：従来画角の眼底写真
b：その鼻側の増殖性変化

領域はもちろんのこと，中間周辺，周辺部まで観察可能である．まず広範囲にざっと見て，その後 RPC 領域を中心に拡大し，詳細に観察する．これから仕事や授業，また運転を控えている患者にも無散瞳で撮影でき，それらの理由で散瞳を拒否されてもある程度の判定も可能である．

しかし写真判定はあくまでもスクリーニングや変化の確認用とし，その後の散瞳，倒像鏡，前置レンズを用いた詳細な眼底検査は必須である．従来の画角のカメラであれば，撮影者は後極のみならず，乳頭を中心とした上下，鼻側の撮影もお勧めしたい．

b）要注意検眼鏡的（眼底）所見

蛍光眼底造影検査は重症度や病巣範囲の同定に有用であるが，設備やアレルギーの問題もあり，どこでも施行できるものではない．そこでおさえておきたいことは，検眼鏡的にあるいは眼底写真で発見したい「要注意眼底所見」である．筆者は改変 DAVIS 分類でいう「増殖前網膜症」，福田分類でいう B1 期を見逃さないことが最重要ポイントであると思っている．誤解を恐れずあえて言えば，この時期のみ見極められれば良い．両分類に共通に記載されているのが，①軟性白斑，②静脈異常（福田分類では静脈拡張），そして③IRMA である．

①**軟性白斑**：軟性白斑は網膜表層血管の閉塞に

よる神経線維の浮腫で綿花状白斑ともいい，その部位の虚血を意味する．血液成分が流出して発生する硬性白斑とは全く意味合いが違う．この軟性白斑が多発している場合は網膜の虚血状態が高いことを意味する．「軟性白斑」で注意しなければいけないことは，網膜の血流障害のみならず，それより中枢，すなわち眼動脈，内頸動脈の閉塞，狭窄までも疑う必要があることと，時間とともに消失していくということである．よって以前多発していた軟性白斑が消失し，一見良くなったように見える眼底でも，次に述べる「静脈異常」に注意する必要がある．

②**静脈異常**：次に「静脈異常」であるが，筆者はこれが「増殖前網膜症」あるいはそれ以上の網膜症を疑う最重要所見ととらえている．静脈の異常には，静脈の拡張，壁の不整（数珠状変化），走行異常（ループ形成）などがある．図 6 をみていただきたい．まず好発部位は前述した RPC 領域，周囲である．さらに動脈の狭細化が著明で静脈の拡張が際立ち，いわゆる「静脈ばかりが目立つ眼底」になっている．実はこの「静脈ばかりが目立つ眼底」は虚血網膜を疑う第一歩のポイントである．これらの静脈異常が観察されたら，もはや「単純期」ではない．

③**網膜内細小血管異常（IRMA）**：IRMA は増殖前期以降にみられる血管異常で，虚血網膜におけ

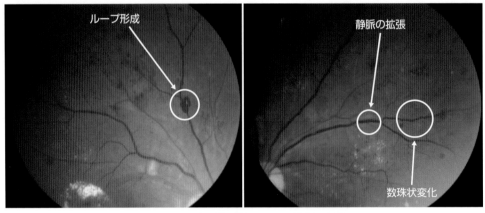

図 6. 増殖前〜増殖期における静脈の異常

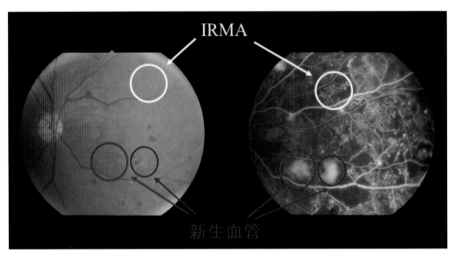

図 7. IRMA と新生血管

るシャント血管説があるが，詳細はわかっていない．その形態は新生血管に類似しているので検眼鏡的には区別が難しい．蛍光眼底造影検査によって「蛍光の漏出」があるのが新生血管，ないのがIRMA とされている(図 7)．この写真でわかるように，検眼鏡所見または眼底写真のみではいわゆる「無還流領域」はわからない．蛍光眼底造影検査またはOCTA の出番となる．しかし，軟性白斑と違い，IRMA も静脈異常と同様に消失することはなく，網膜虚血の強い眼底で，もはや「単純期」ではないことを示す重要な所見である．

c）糖尿病網膜症の内科的治療

次に糖尿病網膜症の治療について考えてみたい．血糖のコントロールはすべての時期の網膜症に必須である．筆者は問診時に，一般的な現病歴，既往歴以外に，糖尿病は目に病気を生じることを知っているか，今行っている糖尿病の治療は何か，今現在のコントロールの状態として，空腹時血糖，HbA1c はいくつか，食生活，睡眠，アルコールやたばこなどの嗜好品は？などを患者自身に答えていただいている．これだけでも患者の糖尿病に対する病識度，治療に重要なコンプライアンス度，そしてある程度患者の性格も把握できる．その他，血圧，脂質異常，腎機能，女性であれば妊娠の有無も把握し，まずは今現在のコントロール状況，患者の状態(性格)を把握しておく．

次に今網膜症がどの程度なのか，そしてこれからどのような治療が必要なのかを説明する．この場合，本人のみならず，家族も同席させて，画像を駆使しながら説明するのが良い．難しい医学用語を並べて話すよりも，現代機器の洗練された画像を見せたほうが説得力は高い．

	コントロール目標値[注4]		
目標	血糖正常化を目指す際の目標[注1]	合併症予防のための目標[注2]	治療強化が困難な際の目標[注3]
HbA1c(%)	6.0 未満	7.0 未満	8.0 未満

治療目標は年齢,罹病期間,臓器障害,低血糖の危険性,サポート体制などを考慮して個別に設定する.

注1)適切な食事療法や運動療法だけで達成可能な場合,または薬物療法中でも低血糖などの副作用なく達成可能な場合の目標とする.

注2)合併症予防の観点からHbA1cの目標値を7%未満とする.対応する血糖値としては,空腹時血糖値130mg/dL未満,食後2時間血糖値180mg/dL未満をおおよその目安とする.

注3)低血糖などの副作用,その他の理由で治療の強化が難しい場合の目標とする.

注4)いずれも成人に対しての目標値であり,また妊娠例は除くものとする.

図 8. 新たに提唱された血糖コントロール目標(HbA1c は NGSP 値)
(日本糖尿病学会編:糖尿病治療ガイド 2018-2019. より)

血糖コントロール:血糖のコントロールは内科医にお願いすることになるが,治療開始後の early worthning の問題や眼科的治療の開始時期決定などのために,内服なのか,インスリン治療なのか,またはまだ薬剤は使用しないのかなど,ある程度我々眼科医も把握しておくことが重要である."Early worthning"は,急激な血糖コントロールで網膜症の悪化がみられるもので,網膜光凝固が必要になるほど悪化することもある.すでに増殖前期,増殖期網膜症を有する場合,そのリスクは大きくなる.我々眼科医は内科医にマイルドな血糖コントロール(目安として1%以下/月)をお願いするわけだが,内科医からみると,この「マイルドな血糖コントロール」ほど難しいものはないという.実際,期待していたより急激なコントロールになっている症例を読者の方々も経験したことがあると思う.その時に大事なのが,悪化所見,すなわち前述した軟性白斑,静脈異常,IRMA,そして増殖期にみられる新生血管(網膜・乳頭上)の変化を見逃さないことである.この場合も眼底写真や OCTA が侵襲も少なく有効で,特に新生血管などはその形態が変わってくることで,活動性が高いことの指標となる.我々眼科医

としても血糖コントロール開始時は眼科経過観察期間も短くするなどの対策が必要である.特に若年者は急激に変化することが多い.では高齢者はどうか? 前述した年齢別発症率をみてみると糖尿病網膜症は 60 代以降は減少傾向にある.実際,高齢者の網膜症は血糖のコントロールが不良でもあまり進行しない例が多い.むしろ,厳格な血糖コントロールを要求して,低血糖発作で倒れることのほうが怖い.日本糖尿病学会が提唱する「コントロール目標値」でも,「治療目標は年齢,罹病期間,臓器障害,低血糖の危険性,サポート体制などを考慮して個別に設定する」とされている(図8).網膜症の経過観察期間でも,数値にあまりこだわりすぎず,年齢,特に高齢者では低血糖の危険性を考慮し,症例によっては網膜症に変化がなければ光凝固まで行わず,経過観察するという選択肢もありうる.

d)糖尿病網膜症の眼科的治療(網膜光凝固)

眼科が積極的に治療に介入するのは,全時期を通じての糖尿病黄斑症と増殖前期での予防的光凝固,そして増殖期の必須光凝固または手術療法である.黄斑症に関しては,抗 VEGF 薬の硝子体注射が行われているが,局所性,びまん性,または

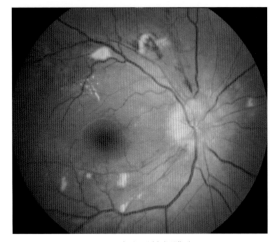

図 9. 高血圧性網膜症

OCT によって，①CME(cystoid macular edema)型，②SRD(serous retinal detachment)型，③retinal swelling(sponge-like)型[4]などさまざまな分類があり，それぞれ治療法が異なっている．今回は誌面の制限上，黄斑症の治療に関しての詳細は割愛する．

一方，汎網膜光凝固は網膜症の進行抑制を目的として行う．増殖前網膜症時期では増殖期に移行させない「予防的光凝固」であり，増殖期では進行を抑制，あるいは沈静化させるための「必須光凝固」となる．いずれも視力の改善を目的としていない．ここが光凝固の重要ポイントとなる．米国では汎光凝固は，するか，しないかのどちらかである．しかし本邦では選択的網膜光凝固(selective photocoagulation)という考えがある．増殖前網膜症に対して1乳頭径面積以上の無還流領域を複数有する症例に対して，選択的網膜光凝固をしたほうが増殖網膜症の発症率が少ないとの報告がある[5]．増殖期では汎光凝固は必須となってしまうが，増殖前期で「選択的網膜光凝固」または程度によっては，汎光凝固を行うことによって増殖期に移行させないことが重要である．そのためには重症度を誤判定してはならず，「増殖前期である」ことをしっかり見極め，確実に治療を開始する必要がある．

硝子体注射，網膜光凝固，(硝子体)手術などの説明，承諾には，本人のみならず家族にも話すのが良い．特に網膜症の進展予防が目的である汎網膜光凝固は，その必要性，方法，黄斑浮腫などの合併症を十分に理解してもらう．特に光凝固後の黄斑浮腫は問題となりやすい．「レーザー治療したのに，視力が下がった」というパターンだ．これを回避するためにはあらかじめ施行後に浮腫が発生する可能性のある状態，すなわち，施行前に浮腫がある，蛍光漏出が強いなどを見極めておく必要がある．施行前に薬剤の眼注や局所光凝固の予防的施行，また可能なら凝固期間をなるべくあける，また，施行後の浮腫に対しては可能であれば一時中断し，薬剤の眼注などを考慮するなど対策を考え，患者に伝えておくことも必要であろう．

高血圧性網膜症

図9に典型的な高血圧性網膜症の写真を示す．高血圧性網膜症による眼底変化には，動脈の狭細化，口径不同，出血，軟性・硬性白斑，網膜浮腫，視神経乳頭腫脹などがある．

1．分類

高血圧，動脈硬化による眼底所見の分類として，Scheie 分類(表3)，Keith-Wagner 分類を基にした慶大変法(表4)，そして眼底所見と全身疾患との関連を提示した Wong-Mitchell 分類(表5)がある．Scheie 分類，Keith-Wagner 分類慶大変法などは眼底所見の程度判定として検診や人間ドックなどで使用されるが，今後は眼底所見の程度判定にとどまらず，Wong-Mitchell 分類など眼底所見と全身疾患との関連を示す分類も用いていくことが必要だろう．

2．診察，問診のポイント

問診のポイントはほぼ糖尿病網膜症と同じであるが，まず高血圧の存在が前提となる．本人が全く検診を受けておらず，また自覚症状も訴えないケースもあり，視力低下を主訴に眼科受診し，その眼底所見から高血圧症の存在が判明することも多い．問診では血圧以外に，糖尿病，腎疾患などの既往，また生活歴(食生活，睡眠，アルコールや喫煙などの嗜好品)や職業(勤務時間，職場でのストレスなど)を把握しておく．

表 3. Scheie 分類

	硬化性変化(S)	高血圧性変化(H)
0		
1	動脈血柱反射が増強している. 軽度の動静脈交叉現象がみられる.	網膜動脈系に軽度のびまん性狭細化をみるが, 口径不同は明らかでない. 動脈の第2分枝以下ではときに高度の狭細化もあり得る.
2	動脈血柱反射の高度増強があり, 動静脈交叉現象は中等度となる.	網膜動脈のびまん性狭窄は軽度または高度, これに加えて明白な限局性狭細も加わって, 口径不同を示す.
3	銅線動脈, すなわち血柱反射増強に加え, 色調と輝きも変化し, 銅線状となる. 動静脈交叉現象は高度となる.	動脈の狭細と口径不同はさらに著明となって, 糸のように見える. 網膜面に出血と白斑のいずれか一方, あるいは両方が現れる.
4	血柱の外観は銀線状(銀線動脈)ときには白線状となる.	第3度の所見に加えて, 種々の程度の乳頭浮腫がみられる.

表 4. Keith-Wagner 分類慶大変法

眼底病名	分　類		眼底所見
眼底正常	I群		S0H0 所見なし
高血圧性眼底			細動脈の軽度の狭細および, 硬化(Scheie 変法 I)
	II群	a	動脈硬化が明らかとなり(Scheie 変法 II 以上)狭細も I 群に比し高度となる
		b	上記に加て, 動脈硬化性網膜症または網膜静脈閉塞がみられる
高血圧性網膜症	III群		著明な硬化性変化に加えて血管攣縮性網膜症がある 網膜浮腫, 綿花状白斑, 出血が認められ, 動脈狭細化が著しい
	IV群		上記 III 群の所見に加えて, 測定可能の程度以上の乳頭浮腫がある

表 5. Wong-Mitchell 分類

重症度分類	所　見	全身疾患との関連
な　し	所見なし	なし
軽　度	網膜細動脈のびまん性狭細, 網膜細動脈の局所狭細化・口径不同, 動静脈交叉現象, 反射亢進・混濁(銅線動脈)	脳卒中, 非症候性脳卒中, 冠動脈疾患, 循環器死亡の危険上昇あり (オッズ比　1〜2)
中等度	網膜出血(斑状, 点状, 火炎状), 毛細血管瘤, 綿花状白斑, 硬性白斑などの網膜症所見	脳卒中, 非症候性脳卒中, 認知低下, 循環器死亡の危険が高い (オッズ比　2 以上)
重　度	網膜症所見に加えて乳頭浮腫	循環器死亡の危険が高い

3. 眼底所見

高血圧性網膜症の基本は「動脈の変化」すなわち, 動脈の狭細化, 口径不同, 反射亢進, 混濁などである. それに対し, 前述したように糖尿病網膜症では「静脈の変化」が特徴的である. しかし, 実際は糖尿病網膜症との区別は難しいし, 2疾患合併症例も少なくない. あえて違いを挙げてみると, 高血圧性網膜症は, ①静脈より動脈の変化が強い, ②軟性白斑が多発している割に糖尿病網膜症の初期でみられる点状出血や毛細血管瘤がないか少ない, ③糖尿病網膜症に比べ乳頭周囲や後極内の変化が強い, ④血圧のコントロール改善とともに眼底所見も改善していく, などがある. 診断, 経過観察(治療効果判定)にやはり眼底写真は有効である. 眼底写真の撮り方などは糖尿病網膜症と同じなので省略する.

4. 高血圧性網膜症の治療

基本は内科医による血圧のコントロールである. その効果は眼底病変の改善度で確認できる. 眼底疾患でこれほど治療と改善効果が一致する疾患も珍しい. 高血圧性網膜症でもしばしば黄斑浮腫をきたすが, 血圧のコントロールでほとんどが改善する. しかし注意点もいくつかある. 血圧のコントロールにより, 確かに出血, 白斑(軟性も硬

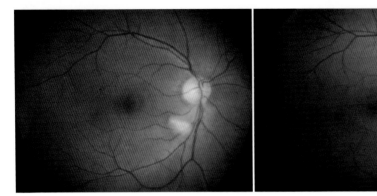

図 10. 軟性白斑消失後の神経線維欠損

性も），乳頭浮腫は減り，一見すっきりとした眼底になる．特に軟性白斑は徐々に消失していくが，しばしば視神経線維欠損を残す（図10）．乳頭の陥凹やリムの変化に一致しない神経線維欠損がみられたら，網膜閉塞性疾患，特に高血圧性網膜症による軟性白斑の消失後が疑われる．一方，「動脈の変化」はほとんどそのままである．また，糖尿病網膜症と同じで眼底写真のみではいわゆる「無還流領域」はわからない．重症度の高い高血圧性網膜症では，蛍光眼底造影検査またはOCTAの撮影をし，広範囲な無還流領域に対しては網膜光凝固術を考慮する必要がある．

まとめ

「糖尿病網膜症，高血圧性眼底診療のリスクマネジメント」ということで糖尿病網膜症を中心に自験例も含め解説した．両疾患とも基本的に「血管閉塞性疾患」であると同時に，いわゆる水晶体のように「部品交換」できない網膜の疾患である．診断や治療の遅れは非可逆的な変化をもたらすことを常に自覚し，早期に発見し，早期に治療することが重要である．これからの診療に少しでも参考になれば幸いである．

文 献

1) Morizane Y, Morimoto N, Fujiwara A, et al：Incidence and causes of visual impairment in Japan：the first nation-wide complete enumeration survey of newly certified visually impaired individuals. Jpn J Ophthalmol, **63**：26-33, 2019.
2) 若生里奈，安川　力，加藤亜紀ほか：日本における視覚障害の原因と現状．日眼会誌，**118**：495-501，2014.
3) Nesper PL, Fawzi AA：Human Parafoveal Capillary Vascular Anatomy and Connectivity Revealed by Optical Coherence Tomography Angiography. Invest Ophthalmol Vis Sci, **59**：3858-3867, 2018.
4) Otani T, Kishi S, Maruyama Y, et al：Patterns of diabetic macular edema with optical coherence tomography. Am J Ophthalmol, **127**：688-693, 1999.
5) Sato Y, Kojimahara N, Kitano S, et al：Multicenter randomized clinical trial of retinal photocoagulation for preproliferative diabetic retinopathy. Jpn J Ophthalmol, **56**：52-59, 2012.
   Summary　他施設による糖尿病網膜症に対する選択的網膜光凝固(selective photocoagulation)という，本邦に以前からある治療法の有用性を証明した研究であり，必読の文献である．

MB OCULI. No. 86：57−61, 2020

特集／眼科におけるリスクマネジメントのポイント

加齢黄斑変性診療の
リスクマネジメント

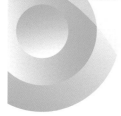

寺尾　亮*

Key Words： 加齢黄斑変性(age related macular degeneration)，脈絡膜新生血管(choroidal neovascularization)，地図状萎縮(geographic atrophy)，血管内皮増殖因子(vascular endothelial growth factor)，蛍光眼底造影(fluorescence fundus angiography)

Abstract： 加齢黄斑変性は失明に至りうる重篤な網膜疾患である．今後さらなる超高齢社会では著しい増加が予想される．滲出型加齢黄斑変性診療においては，特に蛍光眼底造影，抗VEGF薬硝子体注射，光線力学療法などの検査・治療の侵襲性が高いため，予想される副作用や併発症について把握する必要がある．各々の検査，治療についてや治療予後，通院間隔について事前に患者本人・家族に十分な説明を行うことがトラブルを回避するうえで重要である．加齢黄斑変性の前駆病変や萎縮型加齢黄斑変性に対しては，現在，積極的治療は存在しないが禁煙や食生活などの生活習慣改善とサプリメント内服が推奨されている．ただしあくまで予防的治療であることを強調する必要がある．

序　論

　加齢黄斑変性(AMD)は失明をきたしうる重篤な眼疾患である．日本人では50歳代の0.58%，60歳代の0.53%，70〜74歳の0.98%が罹患していると推定されている[1]．加齢に伴い発症する疾患のため，今後予想されるさらなる超高齢社会では有病率の爆発的増加が予想される．

　AMDは黄斑部に病変をきたすため，病勢の進行が視力予後に大きく影響する．前駆病変と滲出型AMD，萎縮型AMDに分類され，滲出型AMDは脈絡膜新生血管(CNV)に起因する網膜下出血，漿液性網膜剝離，網膜色素上皮障害などをきたす．萎縮型AMDはgeographic atrophy(GA)とも呼称され，黄斑部の進行性地図状萎縮病変を特徴とする．

　AMDでは検査に造影検査，治療に硝子体注射

や光線力学療法など侵襲性の高いものがあるため，副作用や併発症を前もって十分に説明することがリスクマネジメントとして最も重要である．本稿ではAMDに対する検査・治療の説明すべき併発症を中心に解説する．

滲出型加齢黄斑変性

1．診　断

　滲出型AMDは眼底黄斑部にCNVが生じる疾患の1つである(図1)．CNVによる滲出性変化や出血により視力低下をきたす．病型には狭義AMD，ポリープ状脈絡膜血管症，網膜血管腫状増殖などがあるが，本稿では詳細について割愛する．

　滲出型AMDの診断にはフルオレセイン蛍光眼底造影(FA)とインドシアニングリーン蛍光眼底造影(ICGA)，光干渉断層計(OCT)を中心に用いて行う．CNVの有無や位置を判断することはもちろんのこと，各病型に分類し病態に応じて治療

* Ryo TERAO, 〒113-8655　東京都文京区本郷7-3-1　東京大学大学院医学系研究科

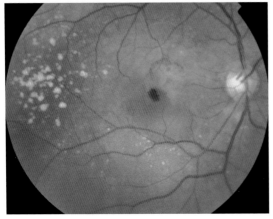

図 1. 滲出型加齢黄斑変性症例の眼底写真
黄斑部に脈絡膜新生血管による出血や滲出性変化を認める.

方法を判断する.

OCT は非侵襲的検査のため患者への負担はほとんどないと考えるが, FA および ICGA は造影剤注入を必要とするため他の検査に比べ侵襲性が高いものである. そのため, 蛍光眼底造影検査を行う際には副作用の出現に注意しながら行う必要がある. 一般的には ICGA より FA のほうが副作用を起こしやすいといわれている.

FA の副作用率は, 全副作用の発現率が 1.1〜11.2% で, 軽症のものは嘔気 0.17〜6.83%, 嘔吐 0.4〜1.2%, くしゃみ 0.06%, 頭痛 0.2〜0.45%, 掻痒感 0.17% とあり, 重症のものは, 気管支痙攣 0.38%, 喉頭浮腫 0.01%, アナフィラキシーショック 0.08〜1.48% と報告されている. 死亡例も 0.0005〜0.002% に起こるため[2], 十分な事前問診と検査説明が必要である. ICGA の全副作用の発現率は 0.05〜0.68% で, 嘔気 0.10〜0.11%, 発疹 0.10〜0.11%, 血管痛 0.03%, 血圧下降 0.05%, ショック 0.10%, 高血圧 0.10% とされている.

検査前には必ずアレルギーの有無や妊娠の可能性, 全身疾患の有無を確認する. フルオレセインとインドシアニングリーンは特に, 肝障害や肝機能低下症例への投与に関して配慮が必要である.

2. 治療法

現在, 滲出型 AMD に対する治療は抗血管内皮増殖因子(vascular endothelial growth factor：VEGF)薬の硝子体注射が治療法の中心となっている. また, 抗 VEGF 療法が導入される以前の 2004 年より本邦で承認されている光線力学療法(photodynamic therapy：PDT)も国内で幅広く用いられている. 治療方針については病型や病態により選択される.

病状告知, 治療法の説明に際して強調すべき点は「完治することはない病気」もしくは「治療により病態が寛解する可能性はあるが低下した視力は完全には戻らない」ということである. 治療により CNV の活動性を抑えることはできるが根治的治療でない. また, 網膜萎縮瘢痕病巣に対する治療法も現在はない. 治療後の説明では患者との信頼関係が崩れてしまい, トラブルのもととなりうるため, 必ず治療前に治療目的や視力予後, 予想される通院間隔などを伝える必要がある.

また, 本稿では AMD に対する primary な治療対応のみを述べるが, 滲出型 AMD, 萎縮型 AMD ともに視力低下の著しい患者に対してはロービジョンケアの導入も検討すべきである.

a) 抗 VEGF 療法

抗 VEGF 薬の硝子体注射は滲出型 AMD のみならず, 病的近視による CNV, 網膜静脈閉塞症による黄斑浮腫, 糖尿病黄斑浮腫などにも用いられている. 硝子体注射は手技としては簡便ではあるが, 重篤な併発症をきたしうる手技であるため患者への事前説明を十分に行う必要がある. 最も注意すべき併発症は感染性眼内炎である. 硝子体注射による眼内炎の発生率は 0.2%[3] と報告されている. 眼内炎の予防のため注射投与の際には投与 3 日前および投与後 3 日間, 広域抗菌点眼薬を使用する. 欧米では注射前後の抗菌点眼薬は一般には用いられていないが, 本邦では使用を推奨されている. また, 他の眼併発症としては眼圧上昇(4.4〜9.1%), 硝子体剝離(1.3〜2.2%), 外傷性白内障(0.7%), 網膜出血(0.6〜2.3%), 網膜色素上皮裂孔(0.4%), 硝子体出血(0.4〜1.7%), 網膜剝離(0.06%), 網膜裂孔(0.1%)が挙げられるため[3][4], 治療前に説明しておく必要がある.

全身への影響として脳梗塞があることも忘れて

はならない．0.3%程度に発症する[3]．抗VEGF薬の全身移行に起因する動脈血栓塞栓に関連した副作用が生じうるため，脳卒中または一過性脳虚血発作の既往歴など，脳卒中の危険因子のある患者には慎重な投与を必要とする．注射を行う前に脳梗塞既往の有無を含め，全身疾患既往の聴取は必須である．

また現在，硝子体注射で承認されている抗VEGF薬にはアイリーア®，ルセンティス®，マクジェン®があるが，薬価が約11万〜16万円と非常に高価であるため経済的負担が大きい．大幅な自覚的改善が少なく，かつ頻回投与が必要であるため自己中断や医療不信に至るケースも少なくない．継続した治療の必要性を十分に説明する必要がある．

　　＜説明しておくべき併発症，副作用＞
1）眼局所：感染性眼内炎，眼圧上昇，緑内障，網膜裂孔，網膜剥離，水晶体損傷，白内障など
2）全　身：心筋梗塞，虚血性脳卒中，出血性脳卒中など

　実際の注射手技は消毒液を含め注射に使用する薬剤の過敏症や，妊娠の可能性についても問診を十分に済ませてから行う．実施時は術後感染性眼内炎を起こさないように，マスクを着用し注射は滅菌器具を用いて，消毒を十分に行う[5]．また当然のことながら，左右間違いや薬剤間違いが起こらぬよう十分に確認をする．

　投与方法には固定投与，PRN（pro re nata：視力低下や滲出性変化再発時に投与）法，TAE（treat and extend：病変の活動性により投与期間を調節）法などがある．現在国内ではTAE法を用いることが増えていきているが，患者の社会背景（通院状況，年齢など）なども鑑みてプロトコールを検討するべきである．AMDは高齢者に多い疾患であるため一人で通院できない患者も多い．認知機能やADLの低下にも配慮し，家族など付添人とも通院加療について相談が必要である．

b）光線力学療法（PDT）

　滲出型AMDに対しては抗VEGF薬併用PDTが良好な治療成績を示すことは多数のstudyで証明されている[6][7]．光感受性物質であるベルテポルフィン（ビスダイン®静注用15 mg，ノバルティスファーマ株式会社）を静脈内から投与し，半導体レーザーで波長689 nm前後のレーザー光を照射する．光感受性物質が励起されることで活性酸素種の1種である一重項酸素（$^1O_2$）が産生され，新生血管内皮を破壊し血管閉塞を引き起こす．

　比較的安全性の高い治療ではあるが，治療前の説明や術後注意点の喚起徹底が不十分であると，副作用を招く危険性がある．そのため治療前からの説明が非常に重要である．

　十分な説明が最も必要な事項は光線過敏症への対処方法である．ベルテポルフィン投与後48時間は体内に残っているため，投与後48時間以内は遮光を徹底する．皮膚または眼に直射日光や強い室内光に曝露させないように注意する．直射日光や強い室内灯が当たらないよう室内に遮光カーテンを用意し，照明器具の照度を調整する．外出時は保護用の衣服や帽子，手袋，サングラスなどで皮膚と眼を保護する．紫外線用日焼け止め剤は無効である[8]．

　また，光退色（photo bleaching）により光感受性物質が不活化するため，蛍光灯などの通常室内灯は積極的に浴びることが推奨されている．ただし強いハロゲンランプ，直射日光への曝露は避けるべきである．

　また，PDT後に12.5%が視力低下を自覚するため[9]，併発症については治療前から十分に説明しておく必要がある．

　　＜説明しておくべき併発症，副作用＞
1）眼局所：視力低下，変視症，視野欠損，網膜下出血，網膜色素上皮剥離など
2）全　身：光線過敏症，頭痛，悪心など

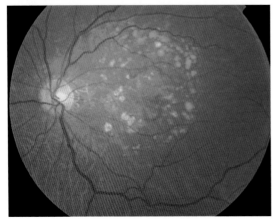

図 2. 萎縮型加齢黄斑変性症例の眼底写真
黄斑部に地図状萎縮病変を認める.

萎縮型加齢黄斑変性

1. 概　念

　萎縮型 AMD は眼底黄斑部に地図状萎縮病変が生じ網膜色素上皮，視細胞，脈絡膜毛細血管の萎縮性変化，Bruch 膜の肥厚・変性に伴って視機能低下をきたす黄斑疾患である（図 2）[10]. 現在，萎縮型 AMD に対しては病変に対する治療方法は確立されたものがない．そのため積極的な治療がなく経過観察が中心になるということを強調し患者に説明する．ただ AMD と喫煙歴に関連があることは明らかになっており[11]，また，抗酸化物質の摂取が AMD のリスクを減少させる効果があるため[12]，AMD の前駆病変や萎縮型 AMD に対しては禁煙や食生活などの生活習慣改善と抗酸化サプリメントによる予防的治療が推奨されている[13].

2.（予防的）治療

　AMD の病態には酸化ストレスや慢性炎症が関与している[14]. Age-Related Eye Disease Study（AREDS）/AREDS 2 により，抗酸化サプリメントの AMD 発症予防効果が確認された[15)16]．
　AREDS では抗酸化物質（ビタミン C，ビタミン E や β カロテン）と亜鉛の摂取が，中型ドルーゼンが多数みられる症例や片眼に AMD がみられる症例などのハイリスクカテゴリーで進行抑制効果がみられたと報告している[15]. この報告以降，AMD 患者にサプリメントが推奨されている．しかし，喫煙者は β カロテン摂取により肺癌のリスクが高

まることから，喫煙者への β カロテン投与は中止された．AMD の発症リスクに喫煙があることからも，β カロテン投薬に際しては喫煙の有無を確認することが重要である.

　AREDS 2 では抗酸化物質と亜鉛に加えてルテイン/ゼアキサンチン，ドコサヘキサエン酸，エイコサペンタエン酸の AMD 抑制効果について検証された．その結果，AREDS 処方に加えてそれらを内服することでさらなる抑制効果は得られなかったが，β カロテンをルテイン/ゼアキサンチンに変更することで潜在的な肺癌発症リスクを抑えられることが示されたことから，現在は β カロテンを除いた AREDS 処方にルテイン/ゼアキサンチンを加えたものが推奨されている[16]. ただし，サプリメント摂取については内服により視力改善があるわけではないという点は強調して説明する必要がある.

おわりに

　AMD はさらなる高齢化に伴い今後増加が予想される疾患である．患者に高齢者が多いこと，継続した通院が必要であることから，本人・家族と十分な説明に基づいた信頼関係の構築が重要である.

文　献

1) Nakata I, Yamashiro K, Nakanishi H, et al：Nagahama Cohort Research Group：Prevalence and characteristics of age-related macular degeneration in the Japanese population：the Nagahama study. Am J Ophthalmol, **156**（5） : 1002-1009, 2013.
2) 湯澤美都子，小椋祐一郎，高橋寛二ほか：眼底血管造影実施基準委員会：眼底血管造影実施基準（改訂版）. 日眼会誌，**115**（1）：67-75, 2011.
3) アイリーア添付文書.
https://www.pmda.go.jp/PmdaSearch/iyakuDetail/ResultDataSetPDF/630004_1319405A1027_1_10
4) ルセンティス添付文書.
https://www.info.pmda.go.jp/go/pdf/300242_1319403A1036_1_08

5) 小椋祐一郎，髙橋寛二，飯田知弘：日本網膜硝子体学会硝子体注射ガイドライン作成委員会：黄斑疾患に対する硝子体内注射ガイドライン．日眼会誌，**120**(2)：87-90，2016.

6) Hikichi T, Higuchi M, Matsushita T, et al：One-year results of three monthly ranibizumab injections and as-needed reinjections for polypoidal choroidal vasculopathy in Japanese patients. Am J Ophthalmol, **154**(1)：117-124, 2012.

7) Saito M, Iida T, Kano M：Combined intravitreal ranibizumab and photodynamic therapy for polypoidal choroidal vasculopathy. Retina, **32**(7)：1272-1279, 2012.

8) PDT 研究会：加齢黄斑変性症に対する光線力学的療法のガイドライン．日眼会誌，**108**(4)：234-236，2004.

9) The Japanese Age-Related Macular Degeneration Trial(JAT) Study Group：Japanese age-related macular degeneration trial. 1-year results of photodynamic therapy with verteporfin in Japanese patients with subfoveal choroidal neovascularization secondary to age-related macular degeneration. Am J Ophthalmol, **136**(6)：1049-1061, 2003

10) 髙橋寛二，白神史雄，石田 晋ほか：厚生労働省網膜脈絡膜・視神経萎縮症調査研究班萎縮型加齢黄斑変性診療ガイドライン作成ワーキンググループ：萎縮型加齢黄斑変性の診断基準．日眼会誌，**119**(10)：671-677，2015.

11) Yasuda M, Kiyohara Y, Hata Y, et al：Nine-year incidence and risk factors for age-related macular degeneration in a defined Japanese population. The Hisayama Study. Ophthalmology, **116**：2135-2140, 2009.
　Summary 久山 study 9 年後の AMD 発症率について検討した文献．

12) Sangiovanni JP, Agron E, Meleth AD, et al：Age-Related Eye Disease Study Research Group：w-3 Long-chain polyunsaturated fatty acid intake and 12-y incidence of neovascular age-related macular degen-eration and central geographic atrophy：AREDS report 30, a prospective cohort study from the Age-Related Eye Disease Study. Am J Nutr, **90**：1601-1607, 2009.

13) 髙橋寛二，小椋祐一郎，石橋達朗ほか：厚生労働省網膜脈絡膜・視神経萎縮症調査研究班加齢黄斑変性治療指針作成ワーキンググループ：加齢黄斑変性の治療指針．日眼会誌，**116**(12)：1150-1155，2012.

14) Ardeljan D, Chan CC：distinguishing age-related macular degeneration form aging. Prog Retin Eye Res, **37**：68-89, 2013.

15) Age-Related Eye Disease Study Research Group：A randomized, placebo-controlled, clinical trial of high-dose supplementation with vitamins C and E, beta carotene, and zinc for age-related macular degeneration and vision loss：AREDS report no. 8. Arch Ophthalmol, **119**(10)：1417-1436, 2001.

16) Age-Related Eye Disease Study 2 Research Group：Lutein＋zeaxanthin and omega-3 fatty acids for age-related macular degeneration：the Age-Related Eye Disease Study 2(AREDS2) randomized clinical trial. JAMA, **309**(19)：2005-2015, 2013.
　Summary AREDS に加えてルテイン／ゼアキサンチン，ω-3脂肪酸の追加効果を検討した文献．

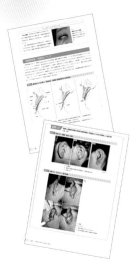
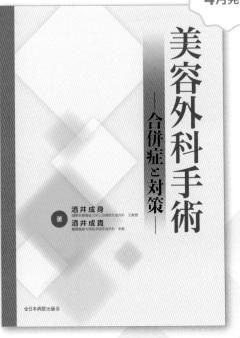

MB OCULI. No. 86：63−70, 2020

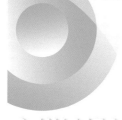

特集／眼科におけるリスクマネジメントのポイント

網膜裂孔，網膜剝離，黄斑円孔，黄斑上膜診療のリスクマネジメント

高橋洋如*

Key Words： 後部硝子体剝離(posterior vitreous detachment)，光干渉断層計(optical coherence tomography)，網膜光凝固(retinal photocoagulation)，硝子体手術(pars plana vitrectomy)，内境界膜剝離(internal limiting membrane peeling)

Abstract：網膜硝子体手術はその安全性が向上している一方で，高いクオリティが求められる時代へと進化している．網膜裂孔および網膜剝離の治療においては，後部硝子体剝離の有無や裂孔形状から進行速度を判断して対応する必要がある．また，黄斑剝離に至っているかどうかは，術後の視力回復を推測するうえで重要な情報である．黄斑疾患の治療においては，円孔のサイズや，歪みの定量化などを活用して，なるべく治療効果を予測して説明する．内境界膜剝離の視野に与える影響に注意を払う必要がある．

網膜疾患の診療におけるリスクマネジメント

かつての網膜硝子体疾患は，急激で不可逆的な視力低下の進行や，その手術治療における難易度やリスクのために，眼科疾患の中でも重症として扱われることが多く，その治療は失明を予防するための手術として考えられてきた．その後の手術切開創の縮小による低侵襲化，照明器具の発達，観察系の広画角・高解像度化が進むことにより，網膜硝子体手術の安全性は飛躍的に改善された．今日においては，入院施設のないクリニックにおいても安全な硝子体手術が施行されるようになってきている．一方で，網膜硝子体疾患の治療に対する患者の要望も，時代に沿って変化してきている．すなわち，高齢であっても手術による改善を期待する患者や，治療後の視機能に高いクオリティーを求める患者などである．

本稿では，比較的進行が早く，状況に応じた適切な対応が求められる網膜裂孔や網膜剝離について，安全な診療のポイントについて概説する．さらに疾患の重症度と難易度の個人差が大きい黄斑疾患として，黄斑円孔，黄斑上膜について，いかに患者の満足を得られるか，あるいは不満の残らない治療をするかについても説明する．

1. 網膜裂孔の診療におけるリスクマネジメント

網膜裂孔は網膜表面上に発生した種々の牽引によって神経網膜に裂け目が生じた病態を指す．実際の診療上では網膜裂孔の他に，長期経過による網膜の萎縮によって生じる網膜円孔や，先天的要因や外傷によって生じる網膜断裂も網膜周辺部の病変として扱われるため，本項で併せて解説する．網膜裂孔自体では視機能に影響を及ぼすことはほとんどない一方で，網膜剝離に進行した場合は不可逆的な視力低下が差し迫る状況になる．本項では網膜剝離を伴わない網膜裂孔の診療のポイントを説明する．

a）後部硝子体剝離(posterior vitreous detachment：PVD)の有無

網膜裂孔の患者の多くが，自覚症状がなく受診した検診にて発見されるか，飛蚊症状を自覚して

* Hiroyuki TAKAHASHI，〒113-8519　東京都文京区湯島 1-5-45　東京医科歯科大学眼科学教室，助教

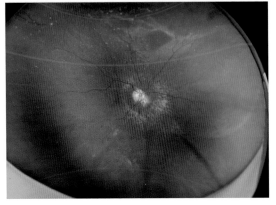

図 1.
55歳, 男性. 上方の格子状変性内に萎縮円孔があり, 網膜剝離の原因裂孔である. 比較的長期間安定していた網膜円孔による限局性の網膜剝離が, 後部硝子体剝離の進行に伴って進展した症例である. 本症例も後部硝子体剝離があることより, 速やかに対応すべき症例である.

眼科を受診する. 網膜裂孔の発症に, 後部硝子体の液化(はっきりとしない飛蚊症状), PVD(はっきりとした飛蚊症), 網膜表面上への硝子体による牽引(光視症などの網膜刺激症状)が関与しているため, 病態の進行を推定するために PVD を確認することが重要である. 患者の飛蚊症がいつから出ているのか問診し, 細隙灯顕微鏡と前置レンズを組み合わせて診察する. 非強度近視患者で飛蚊症がある場合には, Weiss ring と呼ばれる視神経乳頭から剝離した部位の硝子体を確認できることが多い. 強度近視眼においては, 若年より硝子体の液化腔の拡大, 変性が起こっており, 飛蚊症があっても, PVD が検眼では確認できないことがあり, そのような場合は OCT 検査を併用することも有用である.

PVD がある網膜裂孔では, 網膜裂孔縁への硝子体の牽引力が強く働いているため, 網膜剝離への早期の進行のリスクが高いことを十分に患者に伝え, 次項に述べるレーザー治療について相談するべきである. PVD のない萎縮円孔では網膜剝離へは進行しないか, 非常に緩徐に進行するため, 無治療で経過を観察することも可能である. 注意すべきことは, PVD のない萎縮円孔や断裂においても, その後の加齢変化や外傷を契機に硝子体の牽引が生ずれば, 網膜剝離の原因裂孔になり

うる点である(図1).「見落とし」と指摘されないためにも, 日常診療で網膜裂孔, 円孔, 断裂を発見した場合には治療の要否にかかわらず, 患者に説明をする必要がある.

b) 網膜裂孔への治療

網膜剝離に進展する可能性のある網膜裂孔は光凝固治療や冷凍凝固にて治療されるべきである. その手技については, 成書を参照されたく, 本項では予防治療についての患者への説明の仕方について, 重要な2点を解説する.

まず1点目は, 光凝固治療を適切に行ったとしても網膜剝離に進行する点である. 光凝固治療によって網膜裂孔周囲の網膜が着地し続けるかどうかは, 網膜を剝がそうとする硝子体の牽引力と, 治療によって導入する神経網膜と網膜色素上皮細胞間の癒着力, 網膜色素上皮のポンプ機能などとの綱引きで決まる. 治療をしていても, 網膜への牽引力が強まれば網膜剝離に進行し, その場合には手術治療を要することをあらかじめ説明しておいたほうが良い(図2). 治療直後の時期の時もあれば, 半年以上経過してから網膜剝離に進展する場合もある.

2点目は治療を施された網膜裂孔以外の部位より網膜剝離が生じることがある点である. 裂孔原性網膜剝離のうち, 単一の裂孔に起因する症例は5割程度とされており, 他は複数以上の裂孔を併発している[1]. また Byer は, 70%の PVD に伴う網膜裂孔は観察可能な前駆病巣から離れた正常部に形成されると報告している[2]. このような報告は, 網膜裂孔が1つ見つかった時点で, 他の健常な網膜の複数箇所に同程度の牽引が働いていることを示唆する. すべての網膜硝子体癒着を同定し, 治療を施すことは現実的ではなく, 患者に新規裂孔の形成の可能性を十分に説明し, 注意を促すことが重要である.

2. 網膜剝離の診療におけるリスクマネジメント

網膜剝離とは, 神経網膜と網膜色素上皮細胞が剝離, 離開した状態であり, 滲出性, 漏出性, 牽引性, 裂孔原性といった病態から起こる[3]. 本項

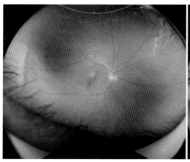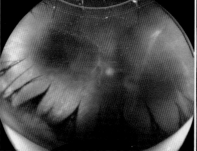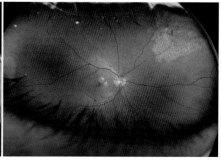

a|b|c

図 2.
51 歳，男性．左眼の鼻上側の網膜裂孔に対して光凝固治療を受けた(a)．2 か月後に
硝子体出血を発症(b)．治療を受けた網膜裂孔の周辺の網膜剝離の発症があり，緊急
手術となり原因裂孔周囲に光凝固治療の追加を受けた(c)．本症例のように過去に光
凝固治療を受けた眼については，慎重かつ速やかに手術対応する．

では裂孔原性網膜剝離の診療について扱う．裂孔
原性網膜剝離は，当初は網膜裂孔であり，適切な
治療を受ける前に進行してしまった，あるいは受
けたとしても進行してしまった状態である．網膜
剝離に至った場合は手術治療を受ける必要があ
り，多くの場合，緊急対応を要する．忙しない外
来診療の中でになるが，患者とよく話し合い，ト
ラブルを避けるように心がける．

　a）後部硝子体剝離(PVD)について
　詳細は網膜裂孔の項で述べた．硝子体による網
膜への牽引力とそれによる網膜剝離の進行の程度
を推定するのに有用であるため，散瞳後の眼底検
査をして必ず確認する．後部硝子体剝離に伴う裂
孔原性網膜剝離は急速に進行するため，当日中に
手術対応のできる施設に紹介をするか，夕方・夜
間などで翌日以降になる場合は，自宅安静（適宜
眼帯を併用）を指示して，網膜剝離が進行しない
ようにする．

　b）黄斑剝離の有無について
　黄斑剝離を伴わない初発の裂孔原性網膜剝離
は，適切な治療によって網膜復位が得られれば，
ほとんどの症例が視機能低下を残さずに治癒する
ことができる．一方で，一度黄斑部に網膜剝離が
及んだ場合は，速やかに治療を受けたとしても，
軽度の視力低下，変視症，中心視野低下などの症
状が残る[4]．すなわち，診療においては黄斑部に
網膜剝離が及んでいるかどうかは，治療の緊急度
に影響するため，必ず把握するべき情報である．
　黄斑に網膜剝離が及んでいる場合は，網膜剝離

によって視力低下が起こっていることをよく説明
する．治療によって，剝離した網膜が復位すれば，
視力は改善することが期待できるとしたうえで，
前述の通りに軽度の視力低下や，違和感などは残
ることを説明しておく．さらに，放置すれば視力
の低下は進み，失明することを伝え，早急な治療
について理解を得る．日中であれば当日，夕方・
夜間であれば翌日には手術を予定するか，または
手術の対応ができる病院を受診できるように紹介
する．ときに患者本人の都合によって，緊急治療
ができないこともある．その場合は，こちらは緊
急対応をしようと努力をしたが，本人のやむを得
ぬ事情にて治療の時期が延びたことを明確にして
おくべきであり，後々に不満を持たれないように
注意して対応する．
　黄斑に網膜剝離が及んでいない場合は，より速
やかに対応するべきである．受診時点では視力低
下が生じていないにもかかわらず，受診後に視力
が低下して，それが不可逆的な症状となってし
まった場合は，患者は「適切に治してもらえな
かった」と感じる．自施設で手術対応できる場合
は当日の手術を提案し，手術対応ができない場合
は対応可能な病院に受診できるように手続きをと
る．前項同様にこちらが緊急対応しようとしてい
る姿勢を明示することは患者との関係において重
要である．

　c）硝子体出血の合併
　裂孔原性網膜剝離では，しばしば裂孔縁の架橋
血管や，他の裂離した網膜血管からの硝子体出血

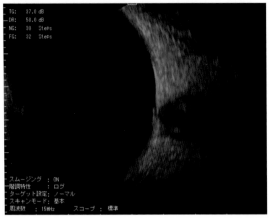

TG: 37.0 dB
DR: 58.0 dB
NC: 30 Steps
FG: 32 Steps

スムージング ：ON
階調特性 ：ログ
ターゲット設定：ノーマル
スキャンモード：基本
周波数 ：15MHz スコープ ：標準

図 3.

図2の症例のエコー画像. Bモードエコー上では,
裂孔周辺の限局した網膜剥離は確認できない. し
かし, 病歴からは網膜剥離の発症を強く疑う症例
であり, 網膜剥離に準じた診療を行うべきである.

を伴う. 出血により眼底の透見が不能な場合は,
原因が特定されない硝子体出血という診断で受診
することがある(図3). この原因が特定されない
硝子体出血には, 網膜裂孔および裂孔原性網膜剥
離が一定数含まれるため, 注意が必要である[5].
網膜剥離の可能性が低い場合は, 増殖糖尿病網膜
症, クモ膜下出血など, 硝子体出血の原因となり
うる疾患があり, なおかつ周辺の眼底部までよく
確認できる場合である. そのような場合では, 患
者に急な見え方の変化への注意喚起をしたうえ
で, 適切に経過観察をして, 出血の自然な消退を
待つこともできる. 一方で, 網膜剥離の可能性が
否定できない場合は「網膜剥離があり, 進行して
しまうと不可逆的な視力低下が起こる」と説明し,
理解を得たうえで, (準)緊急手術対応をしていく
べきである.

黄斑疾患の診療におけるリスクマネジメント

黄斑部網膜の表面に接線方向あるいは前後方向
に牽引力が生じることにより, 黄斑部網膜に変形
(黄斑上膜), 欠損(黄斑円孔)をきたす. 黄斑疾患
に対しては, 低侵襲な手術治療が進歩しており,
クリニックでも日常的に手術が行われている. 黄
斑円孔については, 発症から治療までの期間が短
いほうが術後の視力回復に有利であるといわれて
いること[6], 黄斑上膜については視力低下が高度

になる前に手術治療を行ったほうが術後の視力が
良いこと, などから早期手術治療を勧められる傾
向がある. 本項では, 手術の相談をする際に気を
つけるべきことを疾患ごとに触れる.

1. 黄斑円孔の診療におけるリスクマネジメント

黄斑円孔は, 中心窩における網膜と硝子体の異
常な癒着, 残存硝子体と内境界膜による接線方向
の牽引によって黄斑部の網膜に裂開(円孔)を生じ
る疾患で, 高度な視力低下と歪みの原因になる.
黄斑円孔は放置すれば視力低下が進行すること,
内境界膜剥離を併用した硝子体手術により, 9割
以上の症例で閉鎖が得られることから, 手術によ
る治療を検討しやすい疾患である.

a) 自然閉鎖

黄斑円孔は前項で述べた中心窩における硝子体
癒着が自然に解除されることによる閉鎖が期待で
きる. 特発性全層黄斑円孔患者390眼を調査した
結果, 約18眼(4.6%)に自然閉鎖がみられた[7].
自然閉鎖は黄斑円孔が発症してから早期に多く,
長期経過している場合は閉鎖を期待するのは難し
い. 円孔の罹病期間が治療後の視力回復に影響す
ることも鑑みると, 発症から約2週間〜2か月間
の間に自然閉鎖が成立するかを観察し, 閉鎖しな
い場合は手術に臨むのが良い. 患者には「自然に
閉鎖すれば手術をする必要がないが, 閉じないこ
とも多いので準備は進めていきましょう」と説明
し, 必要な術前検査をしていく.

b) 予後不良因子の特定：円孔の形態

黄斑円孔の診療においては, 術前のOCT検査
による円孔形状を把握することが非常に有用であ
る. Gold standardであるGass分類に加え, 2013
年に発表されたVitreomacular traction studyに
よる分類も参照されたい[8]. 硝子体と網膜間の癒
着の程度を評価したうえで, 黄斑円孔のサイズを
評価する. 検眼鏡ではサイズの同定が困難であ
り, カラー眼底写真ではfluid cuffが円孔縁を判別
しづらくするため, OCT画像を利用するのが良
い. 現在承認し市販されている多くのOCT機器
では, レポート画面上で円孔径を簡易に測定する

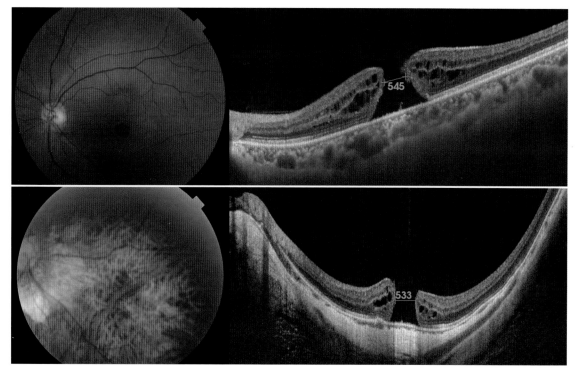

a
―
b

図 4.

OCT での黄斑円孔径の計測では神経網膜の欠損のうち，網膜縁の近接した 2 点間で計測する(a)．高度近視に合併する黄斑円孔では，豹紋状の眼底変化によって円孔がわかりづらい．OCT の画像上も小さく見えることがあるため，実際に計測することは重要である(b)．

ことができる(図 4)．400 μm 以上の large とされる黄斑円孔は閉鎖しづらいことを事前に説明しておく必要がある．また，円孔底の色素上皮の荒廃や，網膜表面上の増殖組織(epiretinal proliferation)といった病変は，長期経過した円孔にみられる病変である．こういった病変を確認した場合は患者に対して，「症状を自覚された時期よりも，以前から円孔が空いていた可能性があります」と説明しておくと，術後の回復を説明する際にも有用である．

c）予後不良因子の特定：背景因子

黄斑円孔の背景となる眼疾患として，外傷，増殖糖尿病網膜症，ぶどう膜炎，高度近視などが挙げられるが，特発性黄斑円孔に比較して，予後に不利となることが多く，事前に説明しておく必要がある．背景因子を持つ続発黄斑円孔であっても，内境界膜剝離を併用した硝子体手術によって円孔閉鎖を得られることは多いが，閉鎖後の視力回復は限定的であることが多い(図 5)．そのよう

な患者については治療後の視力改善を強調せずに，現状維持と視力低下予防を目標に設定し，理解を得ておくと良い．また，中心視野異常(暗点)についても手術侵襲により拡大することがあるため，術前になるべく評価を行う．

2．黄斑上膜の診療におけるリスクマネジメント

黄斑上膜は黄斑部網膜上に癒着して残存した後部硝子体膜が収縮することによって視力低下や歪視をきたす疾患である．加齢による硝子体変化に伴う特発性，レーザー治療や網膜硝子体術後の細胞移動による黄斑パッカー，糖尿病や内眼炎に伴う続発性がある．特発性黄斑上膜は概ね緩やかに進行し視力も保たれるため，自覚症状に合わせて慎重に手術を相談できる．一方，黄斑パッカーや続発性黄斑上膜は視力低下が早く進行することがあり，注意が必要である．

a）変視症状

黄斑上膜患者は視力低下に加えて，歪視や左右の大小不同を訴える．歪視は網膜外顆粒層の変形

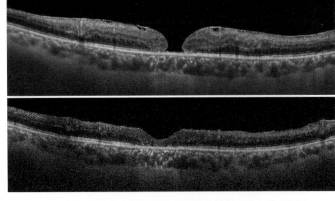

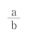

図 5.
54 歳，男性．網膜中心静脈閉塞症に合併した黄斑円孔で矯正視力は 0.02 まで低下している(a)．硝子体手術(内境界膜剥離併施)後に円孔閉鎖は得られたものの，網膜は菲薄化し，矯正視力は不変である(b)．

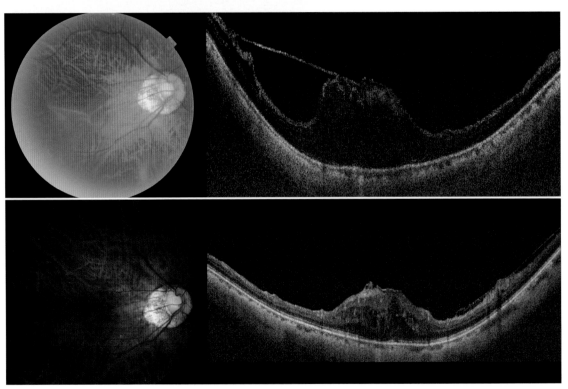

図 6.

a
b

72 歳，男性．黄斑上膜により高度な黄斑部網膜の変形を起こし，矯正視力は 0.07 まで低下していた(a)．硝子体手術を受け，黄斑上膜除去時に内境界膜も同時に剥離された．施行後に網膜の形態に改善があるものの，変形は残存しており，矯正視力は 0.2 で改善は限定的である(b)．

に関係していると近年報告されており，大小不同は左右の眼の中心窩陥凹の形態不同に起因していると考えられている．硝子体手術によって変形の原因となっている膜の除去をすると，変視症状は改善することが多いが，すべて消失することは少なく，多少残存することが多い(図6)．患者には「変視症状の改善は期待できますが，術後も左右の眼の見え方をよく比べれば違う見え方をしてい

ます」とあらかじめ説明をしておいたほうが不満を残しづらい．また，M チャートといった歪視を定量的に評価できる検査は，術前後の患者に対する説明に有用である[9]．

b) 緑内障性視野異常

黄斑上膜と緑内障は，加齢や近視といったリスク因子を共有しており，黄斑上膜患者が緑内障を合併していることは少なくない．黄斑上膜に対す

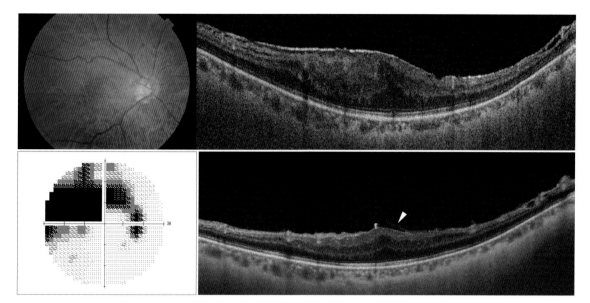

図 7.

a / b | c

65歳，男性．黄斑上膜による網膜の肥厚と変形がみられる(a)．元々緑内障による点眼治療を受けており，上方に弓状の暗点があった(b)．手術では術後の視野への影響を鑑みて，上方の低下した視野に相当する黄斑部下方の内境界膜を温存した(c：白矢頭)．

る硝子体手術では，意図的または偶発的に網膜の内境界膜を剝離して除去することがあるが，内境界膜剝離による術後の視野障害の発達・進行が指摘されている[10)11]．したがって，緑内障性視野異常を合併する黄斑上膜患者では，治療前に視野検査，眼底写真，OCT 検査などで，緑内障の病期を十分に評価しなければならない．中心視野低下や，黄斑部網膜神経節細胞層の菲薄化が進行している眼では内境界膜を温存する(図7)．しばしば黄斑上膜と内境界膜の癒着が強く，一塊に剝離されてしまうこともあるため，術前に硝子体手術によって視野障害が進行することについてよく説明をしておいたほうが良い．また，内境界膜を温存した場合は剝離した場合に比べて黄斑上膜の再発が高いとされているため，温存する場合には再発の可能性についても事前に話しておき，患者が治療方針に納得したうえで手術治療に臨むようにする．

終わりに

網膜疾患の重症度，治療における難易度は，個々の症例においてさまざまであり，主治医は，症例の背景や合併症などを正確に把握したうえで，既存のエビデンスや経験をもとに丁寧な説明をすることが大切である．また，難治性の網膜剝離や黄斑円孔に対する種々のテクニック，トラブルシューティングについては成書や論文を参考にされたい．本稿では，硝子体手術の初級～中級者が注意を払いたいリスクマネジメントについてまとめた．

文 献

1) Kreissig I：Preoperative examination. Minimal Surgery for Retinal Detachment Vol. 1, Thieme, New York, pp. 7-26, 2000.

2) Byer NE：Natural history of posterior vitreous detachment with early management as the premier line of defence against retinal detachment. Ophthalmology, **101**：1503-1514, 1994.

3) Yanoff M, Sassani JW：Neural retinal detachment. In：Ocular pathology, 7th ed, Elsevier, Amsterdam, pp. 419-425, 2015.

4) 桐生純一：裂孔原性網膜剥離の治療（総説）．日眼会誌，**116**(1)：61-69，2012.

5) Jack RL, Hutton WL, Machemer R：Ultrasonography and vitrectomy. Am J Ophthalmol, **78** (2)：265-274, 1974.

6) Itoh Y, Inoue M, Rii T, et al：Correlation between length of foveal cone outer segment

tips line defect and postoperative visual acuity after macular hole closure. Ophthalmology, **119**：1438-1446, 2012.

7）Takahashi H, Inoue M, Itoh Y, et al：Macular dehiscence-associated epiretinal proliferation in eyes with full-thickness macular hole. Retina, **40**：273-281, 2020.

8）Duker JS, Kaiser PK, Binder S, et al：The International Vitreomacular Traction Study Group classification of vitreomacular adhesion, traction and macular hole. Ophthalmology, **120**：2611-2619, 2013.

9）Matsumoto C, Arimura E, Okuyama S, et al：Quantification of metamorphopsia in patients with epiretinal membranes. Invest Ophthalmol Vis Sci, **44**：4012-4016, 2003.

10）Tadayoni R, Paques M, Massin P, et al：Dissociated optic nerve fiber layer appearance of the fundus after idiopathic epiretinal membrane removal. Am J Ophthalmology, **108**：2279-2283, 2001.

11）Ito Y, Terasaki H, Takahashi A, et al：Dissociated optic nerve fiber layer appearance after internal limiting membrane peeling for idiopathic macular holes. Ophthalmology, **112**：1415-1420, 2005.

MB OCULI. No. 86 : 71−75, 2020

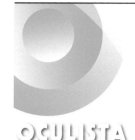

特集／眼科におけるリスクマネジメントのポイント

ぶどう膜炎診療の
リスクマネジメント

寺田裕紀子*

OCULISTA

Key Words： ぶどう膜炎(uveitis)，免疫抑制剤(immunosuppressant)，生物学的製剤(biologics)

Abstract：ぶどう膜炎の原因はさまざまであり，原因を特定することで再発様式や長期予後を予測しうる．ぶどう膜炎をきっかけに診断・治療される全身疾患もあり，その時に診断がつかなくても患者にとっては将来発症する可能性のある疾患を知る機会にもなる．原因検索・対症療法・原因に対する治療を軸に継続して診療していれば患者との信頼関係は自然と築かれていくが，説明が専門的な内容に偏っていたり患者の希望を無視してしまうとトラブルを招く可能性がある．ガイドラインや成書に沿った治療を優先するあまり，患者をさまざまな苦しみに晒すこともある．トラブルが起きた時に自らの過失が認められないように一般的に正しいと思われる選択をすることは決して間違いではないが，むしろぶどう膜炎診療においては，疾患に対する患者の理解や患者の考えを十分把握し，ともに診療方針を決めていくことがトラブル回避につながる．

はじめに

　ぶどう膜炎は数ある眼科のサブスペシャリティの中で決して人気のある分野とはいえない．ぶどう膜炎の原因疾患が眼科の枠を超えて数多くあること[1]，慢性的な経過をたどることなどが嫌厭される理由かもしれないが，逆に，原因診断をしっかり行うこと，継続して診療していくことで長期経過が予測できる大変クリアカットな分野でもある．

　筆者は初期研修時代，他科でこんな指導を受けたことがあった．「患者に対して安易に『大丈夫』という言葉は使ってはいけない．医療は努力を尽くしても悪い結果になる可能性があるのだから『あのとき先生は大丈夫と言ったじゃないか』と患者側から責められるリスクを負わないように」と．

　しかし，眼科医となり，ぶどう膜炎診療を続け

ていると「大丈夫」という医師の気持ちがどれだけ患者を不安から救い，前向きにさせるかを痛感している．急に見えなくなり困っている矢先に「炎症を専門にしている医師が近くにいないから遠くの病院に行ってくれ」と言われたり，眼の病気だと思ったのに体の他の部位に異常があると言われたら相当な恐怖だろう．自分の前にいる医者が不安な顔をしていればなおさら困惑する．そんなときの「大丈夫」の意味は「あなたの眼はすぐに簡単に治ります」という根拠のない怪しいものではなく，「まずは辛い症状を減らす努力をします，そしてきちんと調べて将来を予測して，私たち眼科医はこれからずっとあなたの眼とうまい具合に付き合っていきますよ」という意味である．

　厳しい言葉で患者を不安にさせないように配慮し過ぎると患者やその家族に誤解を与える可能性はあり，医師の配慮が結果的に説明義務違反とされうることには十分注意が必要である．ただ，ぶどう膜炎というわけのわからない病名を宣告され

* Yukiko TERADA，〒173-0015　東京都板橋区栄町
　35-2　東京都健康長寿医療センター眼科，専門医長

戸惑っている患者を突き放さず，「大丈夫」という気持ちを持って診療に当たることは決して悪いことではないはずだ．

本稿では，ぶどう膜炎診療において患者とのトラブルを予防するために注意すべきことを実臨床に沿って述べていきたい．

診察時の注意

自覚症状の少ないぶどう膜炎もあるが，毛様充血などにより疼痛が非常に強く，また，羞明のため細隙灯顕微鏡検査にすら耐えられない患者もいる．叱咤して強引に診察を進めるのではなく，これから処方する薬で症状が軽くなることが期待できるから診断のために協力してほしい，と冷静に声をかけることで，「どうやらこの辛さが永遠に続くわけではないようだ」と不安が減少し診察に耐えてくれることがしばしばある．若年者や認知症患者は特にその傾向が強い．初診時の診察から信頼関係構築は始まっている．

ぶどう膜炎専門医にすぐ紹介すべきかどうかは炎症の病型や程度による．早めに専門医に紹介したほうが良いのは，術後感染性眼内炎・急性網膜壊死を疑った場合や，強い増殖変化を伴う汎ぶどう膜炎などであるが，内因性感染性眼内炎など全身疾患を至急検索すべき場合も総合病院に紹介する必要がある．

非感染性ぶどう膜炎と考えられても十分に原因検索を行わずステロイド内服治療を始めると，その後の全身検査で炎症性疾患がマスクされる可能性があるので，ステロイド内服を自施設で開始する場合はその副作用だけでなく原因検索にも影響する可能性を考慮する．

また，患者によっては点眼治療で症状が改善すればそれだけで良いと原因検索を望まないこともある．その時点でぶどう膜炎に関連する全身的な問題がなければ，患者の希望によりそのまま経過観察することもあるが，疾患特異的な眼所見があれば，将来的にどんな疾患を発症する可能性があるかは初期から説明しておくべきである．

説明のあり方

患者に説明をしてその場で同意が得られても，急性期の辛い症状を伴っている状態では十分に理解したうえで同意したとは限らない．さらに，複数の点眼薬を頻回かつ指示通りできる患者ばかりではない．1日6回点眼と指示されたら，日中は用事があるからと出かける前に朝6滴点眼していた患者や，面倒だからと点眼を一切しないのに受診だけはきちんとする患者もいた．一度説明したことが完璧に伝わるわけではなく，また次の診察日も同様に通用すると考えず，患者の表情や発言から再度の説明が必要と感じられたら何度でも話していくことでより有効な治療となり信頼関係も築かれる．

1．原因疾患について

ぶどう膜炎という言葉はぶどう膜の炎症性疾患の総称であり，その原因が特定できる場合とできない場合があること，他科での精査加療が必要な可能性があることは初発時に必ず説明する．一度の検査で否定されても眼所見から疑わしいと思えるならその後も注意すべきであり，初回の全身検査結果ですべてを判断すべきでない．例を挙げると，サルコイドーシスは異なる時間軸で多彩な症状・所見を呈するため，診断基準を当初満たさなくても，後で皮膚結節や不整脈，脊髄炎などが出現して診断されることがある．また，サイトメガロウイルス性前部ぶどう膜炎を疑った症例で，初診時・緑内障手術時に2度前房水ウイルスPCR検査を行って2度とも陰性だったが，その数年後，白内障手術時に3度目の前房水検査を行い陽性という経験が過去にあった．臨床的に強く疑われる疾患は否定せず常に念頭に置いておくことを患者に説明し，カルテには「現在のところ特発性ぶどう膜炎だが○○疑い」と記載して良いだろう．

原因不明のぶどう膜炎でステロイド抵抗性の場合は，眼内リンパ腫などの仮面症候群を鑑別に挙げ精査を勧めるべきである．生命予後に関わる可能性を説明しても患者が精査を希望しない場合，家族と意見が一致しているかも確認し，患者の意

思で追加検査をしない方針となったことを必ずカルテに記録する.

2. 感染性疾患について

ぶどう膜炎の原因がトキソプラズマ, トキソカラ, ヘルペスウイルス属, HTLV-1, 結核, 梅毒などの感染性疾患である場合, どのような経路で感染するものなのか, 今後どのようなことが起こりうるのか説明すべきである. インターネットで検索できる時代ではあるが, 思い込みや誤った情報により自己嫌悪に陥ったり過度に身内を責めたりすることもあるので, 患者が状況を受け入れられているか見守りながら今後すべきことを明確に提示していく.

特に HTLV-1 キャリアであることが判明した場合, 重篤な成人 T 細胞白血病の除外を忘れずに行い, かかりつけ医での長期的・定期的全身検査を勧める. 近年, 国内の HTLV-1 感染者の分布は, 首都圏への人口の移動に伴い変化しているため[2], 高浸淫地域としてよく知られた九州・沖縄地方以外の地域でも HTLV-1 の検査・説明は必要である.

3. 眼圧について

炎症に伴う眼圧上昇はいわゆる続発緑内障と表現され, ステロイド使用による眼圧上昇はステロイドレスポンダーまたはステロイド緑内障と表現されるのが一般的である. 薬局で眼圧下降薬を受け取る際に渡される説明文書には緑内障とだけ書いてあるため, ぶどう膜炎の治療中に眼圧下降薬を使用する理由説明を省くと「私はいつから緑内障なのか」と患者は混乱する. よく理解していないと「薬局でもらった紙に風邪薬は飲むなと書いてあった」と閉塞隅角症に対する注意記載をそのまま受け止めてしまうこともある.

眼圧が上昇している理由, 下げなければ視野欠損が進行することの説明も必ず行う.

4. 手術時の説明について

ぶどう膜炎の既往がある患者に内眼手術を行う場合, 術後炎症が強く出る可能性を事前に説明すべきである. 白内障手術, 緑内障手術は通常の診療で用いる手術説明書にその旨を追記し, 術後点眼の種類や点眼期間もクリニカルパス通りとせず

に所見に応じて決めていく.

ぶどう膜炎の硝子体手術には, 活動性炎症のない時期に行う網膜前膜などの手術と, 活動性炎症のある時期に行う硝子体混濁除去または生検, 増殖硝子体網膜症手術などがある. 症例ごとに硝子体手術を行う目的や予測される術後炎症は異なると思われ, 手術説明書はそれぞれに合わせて新規作成や追記をする必要がある.

治療法選択時の注意点

日本眼炎症学会よりぶどう膜炎診療ガイドラインが発表されており[3], 症例ごとに遵守することが好ましいが, 患者の全身状態, 住環境, 金銭的理由, 家族の意向などにより一般的なガイドラインや論文, 成書の治療法から逸脱することもある. 完璧でなくても現状維持できれば良い, 病眼の僚眼を守れれば良い, などと積極的治療を望まない患者は少なくない. 患者のためを思い患者の希望を聞き, どのような結果が予想されるか説明したうえで選択した治療法であれば, ガイドライン通りでないことがトラブルの原因になるとは限らない.

説明の場にいない家族には注意が必要である. 患者本人の意思が最優先であることは言うまでもないが, ぶどう膜炎という理解しにくい疾患の特性上, 患者が家に帰って家族に説明しようとしても適切に話せず離齬が生まれやすい. さまざまな検査や高額な内服治療・点滴治療を続けていると, 診察に付き添う家族が納得していても, 一緒に来院していない家族が後で不満や不信感を訴えてくることもある. 患者にとってのキーパーソンが誰なのか確認し「今日いらしていないご家族で, 話を聞きたい・相談したいという方はいませんか?」と聞く習慣をつけることもリスク回避の1つである.

1. 眼局所治療か全身治療か

感染性ぶどう膜炎で原因微生物に対する治療が確立しているものは, 基本的に原因に対する全身治療を行う. 非感染性ぶどう膜炎の場合, 眼局所治療(点眼, 眼局所注射)で鎮静化し再発を繰り返さないものはそれで良いが, 難治性・再発性の場

表 1. ぶどう膜炎診療で関わる
指定難病の例

悪性関節リウマチ
若年性特発性関節炎
成人スチル病
再発性多発軟骨炎
潰瘍性大腸炎
膿疱性乾癬(汎発型)
強直性脊椎炎
全身性強皮症
巨細胞性動脈炎
顕微鏡的多発血管炎
サルコイドーシス
ベーチェット病　　　　　　など

合は全身治療を考慮する.

いずれにしても高齢者や重篤な全身疾患がある場合は可能な限り眼局所治療を選択し,他科の医師とも連携し状況に応じて判断する.

2. 医療費の助成手続き

インフリキシマブ,アダリムマブ,シクロスポリンなど,ぶどう膜炎診療で用いられる薬剤は高額で,患者の経済的負担は長期間に及ぶ.経済的な理由のみで患者の選択肢が狭まることのないよう,他科の医師にも協力を仰ぎ,特定医療費(指定難病)医療受給者証の発行手続きや高額療養費制度の利用などを促す.ぶどう膜炎の原因疾患が指定難病に該当していても(表1),医療従事者側から教示されなければ知らないまま苦しい思いをしている患者も多い.

3. 不可逆性視機能障害を伴う場合の治療法選択

繰り返す炎症を放置したために起こる強い網脈絡膜萎縮や視神経萎縮がすでに初診時にあり視機能が著しく障害されている場合,眼炎症の活動性の有無と自覚症状は一致しないことがある.そのような患者でも,ぶどう膜炎を機に何らかの全身疾患が診断され,生命維持や他臓器のために治療が必要なのであればその治療に疑問の余地はない.しかし,光覚を失っている患者に前房に細胞浸潤があるからと点眼を1日に何度も強いたり,黄斑部浮腫があるからとステロイドを内服し続けたりすることは本当に有意だろうか.炎症に伴う疼痛があればそのコントロールは必要だが,視機能回復が難しい場合は過剰な消炎治療よりロービ

ジョンケアに重点を置くことを提案し,今後の生活をともに考えることもぶどう膜炎の治療である.

治療の際の注意点

1. 眼局所治療

ぶどう膜炎診療に限らないが,同時に複数の種類の点眼薬が必要な場合はそれぞれの回数や継続・中止のタイミングが異なり混乱を招きやすい.近年,後発品の種類が増えており,点眼薬のボトルの形や蓋の色,商品名が医師の認識と実際使っている物で一致しないこともある.処方箋を発行せず手持ちの点眼薬の回数を変える際,口頭指示では間違いが起こる可能性があるため,残っている点眼を診察時に持参してもらいボトルや袋に変更した点眼回数を新たに書き込むと良い.

結膜下注射,テノン嚢下注射は全身治療と比較するとどの施設でも選択しやすい治療法である.注射に伴う一般的な副作用にはもちろん注意すべきだが,毛様充血が強い時に行う眼局所注射(特に結膜下注射)はとても痛いということも忘れてはならない.疼痛があることを注射前に伝えておかないと,こんなに痛いなんて聞いていない,もう二度とここには来ない,と思わぬトラブルを招くこともある.予想外の疼痛は,医療従事者が考えている以上に患者を不快にさせる.

2. 全身治療

ぶどう膜炎診療で用いられる免疫抑制剤や生物学的製剤などの全身治療薬は副作用に注意が必要である.また,体重ごとに投与量を調整するものと1回あたりの投与量が決められているものがあるが,治療中に患者の体重が大きく増えていることに医師が気づかないと効果が減弱し,眼炎症が再燃してしまうこともある.眼の診察だけでなく全身に注意を払うべきである.

以下に,特に注意が必要な代表的な全身治療薬を挙げる.治療の必要性と副作用の発現を熟考し,ときには治療を中止することもある.

a) 副腎皮質ステロイド
(i) 副作用

感染症,続発性副腎皮質機能不全,糖尿病,消

化管潰瘍，膵炎，精神変調・うつ状態，骨粗しょう症，大腿骨頭壊死，心筋梗塞，脳梗塞，動脈瘤，月経異常，筋肉痛，満月様顔貌，ざ瘡，多毛，脱毛，紫斑，体重増加，眼圧上昇など

（ⅱ）注意点
- 投与を急に中止すると離脱症状が出現するため漸減する
- 睡眠障害をきたしやすいため夜勤者は内服する時間帯をよく相談する

b）シクロスポリン
（ⅰ）副作用
腎障害，肝障害，可逆性後白質脳症症候群，進行性多巣性白質脳症，感染症，血栓性微小血管障害，溶結性貧血，血小板減少，横紋筋融解症，悪性リンパ腫など

（ⅱ）注意点
- 使用頻度の高い薬剤に併用禁忌のものがある（脂質異常症に対する薬など）
- 薬物血中濃度を追跡しながら投与量の調節をする

c）インフリキシマブ
（ⅰ）副作用
投与時反応，遅発性過敏症，感染症，鼻咽頭炎，ループス様症状，脱髄疾患，頭痛，汎血球減少，間質性肺炎，肝機能障害，横紋筋融解症，血尿，発熱など

（ⅱ）注意点
- 当日体重測定し投与量を調整する
- 抗薬物抗体が発現しうる
- 悪性腫瘍の発現の報告がある
- 医療機関での点滴静注のため，診察と治療で半日は必要

d）アダリムマブ
（ⅰ）副作用
感染症，ループス様症状，脱髄疾患，頭痛，汎血球減少，間質性肺炎，肝機能障害，下痢，発疹，投与部位皮膚反応など

（ⅱ）注意点
- 体重による投与量変更ができない
- 自己注射が難しい患者は家族などのサポートが必要
- すべての院外薬局に常備されているとは限らず当日受け取れないことがある

※B型肝炎ウイルスは免疫抑制治療により再活性化のリスクがあるため，上記のいずれの場合も治療前に肝炎ウイルスの検査を行い，キャリアであれば速やかに消化器内科医にコンサルトする．

終わりに

価値観は人それぞれで，物事に対する優先順位も人それぞれである．不満や不快を感じた時にどこまで許容できるかも人それぞれである．何がトラブルの原因になるかはすべての患者に共通するわけではなく，ときには思いも寄らないことで苦言を呈されることもあるだろう．

ぶどう膜炎診療が面倒なものであっても，治療した結果が良くないことがあっても，故意に患者を陥れようとする医師などいないはずで，トラブルが起きる時は患者との信頼関係が築かれていないことが根本にある可能性が高い．ぶどう膜炎は一度の診察で即解決という疾患ではないため，患者と医師は長い付き合いになる．炎症の原因を追究する努力をし，短期・長期的な未来に起こりうる事象を想定し，天寿を全うするまで患者それぞれにとって最大限の視機能を保つことを目指して継続して診療する．この姿勢がより良い治療結果を生み，患者とのトラブル回避につながるのではないかと考える．

文　献

1) Ohguro N, Sonoda K, Takeuchi M, et al：The 2009 prospective multi-center epidemiologic survey of uveitis in Japan. Jpn J Ophthalmol, **56**：432-435, 2012.
2) 内丸　薫：HTLV-1 関連疾患の疫学．日内会誌，**106**：1370-1375，2017.
3) 日本眼炎症学会ぶどう膜炎診療ガイドライン作成委員会：ぶどう膜炎診療ガイドライン．日眼会誌，**123**：635-696，2019.

ここからスタート！ 眼形成手術の 基本手技

編集 鹿嶋友敬
今川幸宏
田邉美香

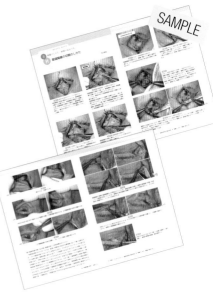

眼形成手術に必要な器具の使い方、症例に応じた手術デザインをはじめ、麻酔、消毒、ドレーピングを含めた術中手技の実際を、多数の写真やシェーマを用いて気鋭のエキスパートが解説！これから眼形成手術を学んでいきたい眼科、形成外科、美容外科の先生方にぜひ手に取っていただきたい1冊です。

B5判 オールカラー 184頁
定価（本体価格 7,500円＋税）
2018年1月発行

CONTENTS

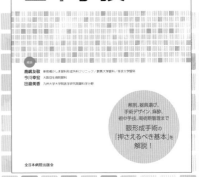

全日本病院出版会
〒113-0033 東京都文京区本郷3-16-4 Tel:03-5689-5989
www.zenniti.com Fax:03-5689-8030

MB OCULI. No. 86：77-84, 2020

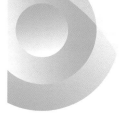

特集／眼科におけるリスクマネジメントのポイント

眼球附属器疾患診療，眼形成手術の リスクマネジメント

柿﨑裕彦*1　三戸秀哲*2　大島忠尚*3

Key Words： 治療(treatment)，治癒(cure)，効果(effect)，リスク(risk)，回避(avoidance)

Abstract：患者とのトラブルを回避するために我々が心がけていることを項目別に述べる.
1．医療一般に関して，トラブルを回避する工夫.
a）治療は治癒を保証するものではない.
b）治療は未来に向かって進むものである：不確実性に立脚.
c）効果，リスクを術前にすべて説明することはできない.
d）患者が「この手術は簡単ですか？」と聞いてきた場合の対処：「簡単」と言ってはいけない.
e）前医の悪口は絶対に言ってはいけない.
2．眼形成手術に関してトラブルを回避する工夫.
a）眼形成的医療ミスが起こる背景：①知識不足，②技量不足，③患者選択のミス.
b）明日できることは今日するな.
c）美容的事項の説明：きれいに治すことは，保険診療上，サービスにすぎないことを患者に
　　納得してもらわなくてはならない.
d）木の芽時の患者に要注意.
e）ドクターショッピングを行う患者への対処法：患者の希望にいたずらに迎合してはいけない.

はじめに

　眼科の日常診療において，眼球附属器疾患や眼形成手術に関する割合は30％にも達するといわれている．これは，眼球附属器疾患や眼形成手術を専門としない医師でも，眼科の日常診療においてこれらの疾患や手術に対処しなくてはならないことを意味する．また，これらを専門的に診療している医師でも，この分野が学際的な性質を帯びており，眼球眼科とは異なったテイストをもった

め，眼科だけの知識では対処しきれない局面にしばしば遭遇する．

　以上のように，専門か否かを問わず，眼球附属器疾患や眼形成手術にはすべての眼科医が関与せざるをえず，しかも眼科にとどまらない幅広い知識が必要とされるため，この分野は眼球眼科に比べてトラブルが生じやすい分野であるともいえる．したがって，いかにトラブルを回避するか．これが眼球附属器疾患診療や眼形成手術における1つの肝となる．

　本稿では，トラブルを回避するために我々が日常心がけていることを項目別に述べていく．

*1 Hirohiko KAKIZAKI, 〒480-1195　長久手町岩作雁又 1-1　愛知医科大学病院眼形成・眼窩・涙道外科，部長
*2 Hidenori MITO, 〒990-0039　山形市香澄町 3-6-13　井手眼科病院，医局長
*3 Tadanao OHSHIMA, 〒101-0041　東京都千代田区神田須田町 1-5　村上ビル 3 階　齋藤法律事務所，弁護士

患者とのトラブルを回避するために 我々が心がけていること

1. 医療一般に関して，トラブルを回避する工夫

a）治療は治癒を保証するものではない

治療とは，当代一般に認められている治療法を個々の患者に適用するものであり，当該患者に対して100%の確率で，1：1で適合するものではない．当代一般に認められている治療法とは，改善する可能性が確率的に大きいと期待がもてる治療法のことであり，その結果・効果には当然，個人差が生じうる．すなわち，患者によっては，治療をしても治らないこともありうる．このため患者には，医学・医療はまだまだ発展途上にあり，限界があることを説明しておく必要がある．

b）治療は未来に向かって進むものである

現在，標準とされる治療法であっても，患者個人の体質の違い，治療中の体調，また，手術では組織変性の度合いなどによって，効果の出方に差が生じる．それが悪い方向に向かう可能性もある．このような場合には全力をもって対処する旨，患者には事前に伝えておく．

未来のことは誰にもわからない．医療には絶対などない．不確実性の中にも少しでも光明のある方向に進む決断をするのが医師の本分である．医療の不確実性を自覚し，医師が負っている「善良なる管理者の義務（善管注意義務※）」を心に深くとめておく必要がある．また，医療の不確実性という観点からは，医師が患者に対して説明する際に断定表現を避けるのは当然のことである．

※ 善管注意義務：民法上，医師と患者との間の契約に基づき，医師が患者に対して負う「善良な管理者の注意義務」の略．業務を委任された人の職業や専門家としての能力，社会的地位などから考えて通常期待される注意義務のこと．注意義務を怠り，履行遅滞・不完全履行・履行不能などの債務不履行とされる場合には，状況に応じて損害賠償責任などを負うことがある．

c）効果，リスクを術前にすべて説明することはできない

術前の説明では合併症が起こる可能性があること，すべてのリスクについて説明しきれるわけではないことにも必ず言及し，「合併症などが起きた場合には全力で対処する」旨，説明しておく．これは善管注意義務の履行の1つに該当する．

「この合併症が起こることを聞いていれば手術を受けなかった」という患者がいるが，このような患者に対しても，術前の説明で上記内容に触れておき，その後の治療もしっかりと行っていれば，善管注意義務は十分に果たしていると考えられる場合が多い．また，説明義務違反に問われた場合にも多くで十分に対抗できる．

眼形成手術後にトラブル（訴訟等）が生じた場合，患者に対する説明義務違反が争点となり，医師側が敗訴した事例が少なくないことを銘記されたい[1]．

d）患者が「この手術は簡単ですか？」と聞いてきた場合の対処

どんな手術でも「簡単」と言ってはいけない．患者を安心させようと思ってそのように言う医師がいるかもしれないが，治療は「未来に向かって」進むものであり，100%簡単と言い切れる治療は存在しない．患者にこのように問われた場合には「あなたはこの治療を自分で行うことはできますか？できませんよね．我々はたくさん勉強してきて，修行してきて，その結果，いろいろな手術ができるようになりました．しかし，簡単なものは1つもないのです．簡単そうに見えるものは2つに分けることができて，1つは本当に簡単なもの，もう1つは簡単そうに見えるだけで，実は難しいものです．手術は後者です」と説明する．

e）前医の悪口は絶対に言ってはいけない

患者とのトラブルが生じ，これがこじれた場合，その多くで前医を批判した後医の存在がある．前医がその治療を行った時，善良なる管理者の注意義務に基づいて最善と信じる医療を行ったはずであり，それは未来に向かった不確実性のう

えでの判断であった．それに対して結果が出た後の有利な状態から，後医が前医を批判できる道理はない．過去へのジャッジは確実性に基づくため，非常に不公正である．

その後医に対して，災難は別の機会に降りかかることもあるだろう．天に唾する者は自分に降りかかる．因果応報．そのような後医を助けようと思う医師は誰もいないはずである．

f）看護師等の医療従事者，事務職員が患者に不用意なことを言わないよう徹底する

看護師等の医療従事者，事務職員の不用意な発言から患者が治療に対して疑心暗鬼になり，トラブルが生じることがある．彼らに対して患者から治療の質問があった場合，「それは先生に聞いてもらえますか？」と答えるように徹底し，また，医師に関する個人的な話も患者とは極力しないように徹底しておく．

2．眼球附属器診療，眼形成手術に関して，トラブルを回避する工夫

a）眼形成的医療ミスが起こる背景

眼形成的な医療ミスが生じうる原因は，以下の3つに集約できると考えている．

①知識不足，②技量不足，③患者選択のミス．

①知識不足，②技量不足に関しては，勉強や修練によって改善が可能である．また，患者を治療するにあたって，現状における自分の知識量，技量を十分に認識し，その八分目以下で対処できる患者を選択していれば，トラブルは生じにくいと思われる．

問題となるのは，③患者選択のミスである．なんとなく「できる」と考えて治療を始めてみたものの，自分の実力を越えた部分で対処しなくては治療できない患者に遭遇することがある．患者に治療を提供するにあたって，「できる」と考える根拠を明白に認識することが可能かどうかがポイントとなる．そのうえで，治療は未来に向かって進むものであるから，不可抗力的要素として20％ぐらいの余力を残したうえで患者選択を行うとトラブルの発生を減らすことができると考える．この

20％という数字は，何かトラブルが生じた時にリカバリー可能となるレベルの数字と考えている．

真の実力とは，単に手術ができる，というレベルのことではなく，トラブルを可及的に排除し，不幸にもトラブルが生じた時には確実にリカバリーできる能力のことをいう．

b）明日できることは今日するな

例えば眼瞼下垂手術で同時に皮膚切除を行うかどうか迷った時，この処置を直ちに行う合理的理由があるかどうかを考える．後日でも構わないと思われるような場合は後日に行ったほうがしばしば最終的な結果が良好であることが少なくない．いたずらに患者の便宜を慮り，情に流されてしまうと，案外と結果が伴わず，トラブルの芽になることがある．

また，手術室において，事前に計画していなかった術式が頭によぎり，術式の変更を検討したくなった場合，120％以上の良好な結果が確信できなければ，術式を変更してはいけない．外来診察時や術前カンファレンスで決めた術式は，精神的に安定した状態で客観的・総合的に判断した結果であるが，手術室での術式の変更は，術者の当日の体調や手術の混み具合の影響も受け，術前と比べて主観的で視野の狭くなった状態での判断となるからである．

c）美容的事項の説明

きれいに治すことは，保険診療上，サービスにすぎないことを患者に納得してもらわなくてはならない．この部分をお金で買うのが美容外科である．「きれいに」という点に固執する患者には躊躇なく美容外科受診を勧めるべきである．

美容を唯一の目的とする診療は保険給付の対象とならず，また，片側の手術後に美容上の左右差が生じ，対側を美容的に修正する場合も「美容を唯一の目的とする」に該当するため，保険給付の対象とはならない．

眼瞼下垂症手術を例にとると，保険診療上，「下垂の改善」が契約の内容であり，自然なカーブを作ったり，左右差を可及的に少なくすることは，

保険での診療契約には含まれない．患者は「きれいにしてほしい」と期待はするであろうが，それは美容外科で対応すべきものであり，保険診療で行うものではない．我々もきれいに治す努力はするが（善管注意義務），上記内容の説明は必ず行い，不幸にも術後，美容的に患者の意に沿わない状態が起こった場合，診療上の契約は完全に履行したという考えから，美容外科を受診するよう話している．

d）木の芽時の患者に要注意

春めいてきて木の芽が芽吹く時期，すなわち3〜5月は，程度にかかわらずいわゆる精神疾患的と思われる患者の受診が多くなる．美容外科では，男性の鼻の手術は避けるほうが無難と言われているが，このような患者の多くが受診する季節が，この木の芽時であることは興味深い．

「③患者選択のミス」にも関連してくるが，木の芽時に受診した患者で少しでも「おかしい」と感じた場合には，直ちに手術の予約を入れず，少し時間をおいた梅雨時の6月以降に再度受診するよう促すことをお勧めする．その後，予約キャンセルとなることもしばしば経験する．危うきに近づかず．

e）ドクターショッピングを行う患者への対処法

眼形成分野では，ドクターショッピングを行う患者にしばしば遭遇する．患者の病状に対して，その気持ちに共感することは大切であるが，患者の希望にいたずらに迎合してはいけない．このタイプの患者は行ってほしい手術をすでに決めており，医師の意見に耳を傾けない傾向がある．このような患者は術後に不都合なことが起こった場合，「そんなことは聞いていない」と必ず言い張る．医師がいくら丁寧に説明しても訂正は不可能である．危うきに近づかず．

医師は，患者の現症状とそれに対して最善と思われる治療法を選択し，それが患者の希望と一致していなければ，絶対に手術を引き受けてはいけない．また仮に，それが患者の希望と一致していたとしても，このタイプの患者の結果要求度はかなり高いレベルに設定されているため，術前説明

は最上級に厳しくすべきである．特に合併症に関しては極めて詳細に説明し，必ず文字に残しておく．

我々はいつもこのような方針で臨んでいるが，患者から以前，「そんなに自信がないんやったらもうええわ！わしら患者はテレビに出るようなスーパードクターに診てもらいたいんや！」と言われ，内心ほっとした記憶がある．手術を行う前にこのような患者から投書をされても，注意されるのは病院長などの上司からだが，手術後のトラブルでは裁判所から「注意」される可能性がある．その間の手続きはかなり煩瑣であり，ストレスの度合いは天と地ほどの差がある．危うきに近づかず．

f）愛知医科大学病院眼形成・眼窩・涙道外科では，各治療に対してA4用紙1枚で収まる量で術前説明を行っている

「眼形成外科—虎の巻（メディカル葵出版）」[2]の巻末にも載せておいたが，我々は各治療に対してA4の用紙1枚で収まる程度の説明書を用意して，患者への術前説明を行っている．これだけで治療の効果，リスクのすべてが説明できているわけではないことを必ず患者に話しておく．これ以上多くしても患者にとっては理解しにくいと思われるため，この分量が適切と考えている．

術前の説明で漏れていた合併症が起こる可能性があることにも必ず言及し，「その時は全力で対処する」旨，説明しておく．これは善管注意義務の履行の1つに該当することはすでに述べたとおりである．

g）都会と地方の差

どのような専門分野であっても，その分野を扱っている人がどこかに必ずいるのは首都圏だけであろう．近畿圏や東海圏でさえも，いくつかの分野で専門家が不在となっている．いわんや地方をや．したがって，地方においては眼形成を専門としない医師が眼形成治療を行わなくてはならない現実があり，患者もこのことは知っておくべきと考えている．

地方では，いまだ医師信仰のようなものがあ

り，患者とのトラブルは生じにくいが，必ずしも十分でない知識・技術で手術される患者の身になってみれば，これで許される道理はない．しかし，地方では眼形成を専門とする医師の数が少なく，研修医がロールモデルとすべき上級医に接触できる機会が非常に乏しい．ここにジレンマが存在する．

都会では眼形成を専門とする医師が近くにいる可能性が高い．患者の要求度も地方に比べて高い傾向にあるため，都会では無理をしすぎないことが肝要である．

治療に関する説明に関しては，地方においても要求度の高い患者がいるため，リスク回避の目的のためには原則的にはどの地域においてもしっかりと説明しておく．しかし，合併症の説明を杓子定規的にきっちり行うと恐怖を覚える患者がいるのも事実であり，場合によっては治療を拒否する患者もいる．これは患者にとって不利益となるため，このような場合には，<u>文字で確実に説明内容を記載したうえで，</u>婉曲的に説明するなどの配慮も必要かもしれない．

リスクの説明においては，飛行機に乗ることに例えて説明している．「飛行機は墜落する可能性がゼロではありません．しかし，その確率は非常に低いです．特に日本ではなおさらです．医療も同じです．究極的には麻酔のショックなどで死ぬことすらありえますが，その確率は日本の飛行機が落ちるよりもかなり低いです」と．

3．眼形成的医療ミスを起こさないための事前的取り組み

a）何か1つ，しっかりとした専門分野を持つ

何か1つ，しっかりとした専門分野をもっていれば，それを物差しとして眼形成がその何％ぐらいの知識・技量であるかを判断することができる．

眼形成を専門としていない医師が眼形成治療を行う場合，自分ができると思うレベルの80％くらいまでのレベルの治療にとどめておくほうが無難である．それ以上ではトラブルが生じた場合にリカバリーが難しくなるからである．自分の力量を越えた難易度と判断した場合には，躊躇なく他医に紹介すべきである．患者離れの良さは，トラブル回避の最重要点である．

b）論文を書く＝積極的知識吸収

知識吸収の方法としては，教科書や論文を読む，学会に出席して講演を聞く，などが通常の考え方であろう．しかし，我々はこれを「受動的知識吸収」として，知識吸収の2ndランクと認識している．1stランクは論文執筆である．

各分野に関して最低1つの論文を書くことを目標にする．その際，いろいろな文献にあたるため，知識が飛躍的に向上する．受動的知識吸収と異なり，文献をより集中して深く読み，しかも運用するため，我々はこれを「積極的知識吸収」として教育上，最重要視している．日本語の症例報告でも総説でも構わない．とにかく論文を書くことによって，使える知識を身につけることが肝要である．

我々の教室では，どんな小さなことでも論文になりそうなことはすべて論文にするよう徹底している．国内外の研修生を多く抱えているという事情はあるが，積極的知識吸収によって生きた知識を身につけ，なおかつacademic writingの技法を身につけることもできるためである．

c）受動的知識吸収の考え方

1分野に関して，日本語の総説を網羅したうえで，最低50篇の英語論文を読めば，その分野に関してある程度の全体像をつかむことができる．これは治療による不可抗力発生の軽減につながるものと考えている．

d）医局員教育上の配慮

研修中の医師に安易に手術をさせるべきではない．勉強不足の医師に手術をさせ，その手術がうまくいかなかった場合，その過失の言い逃れはできない．

研修医に手術をさせるのは教育上，必要なことではあるが，手術の段取りを徹底し，指導医の手術を完全にまねできるよう勉強させ，なおかつ，指導医が研修医の知識・技術レベルを確認したう

えで執刀を許可すべきである．その際でも，自動車教習所のように失敗しそうになったら交代し，何がまずかったのかを強烈に認識させ，その次の手術は助手としてしっかり勉強させるようにする必要がある．

筆者(柿﨑)の経験ではあるが，助手の頃は大学病院内での役職が低かったために患者から信頼されていない，と感じたことがしばしばあった．当時からかなり勉強はしており，それなりの知識・技術はあった(と思っている)が，患者は何かあると私ではなく，眼形成を専門としない上司のもとへクレームに行った．

しかし，助教授昇進とともに，患者の私に対する態度が急に良い方向に向かい，クレームがほとんどなくなった．その前後で知識，技術のレベルが大幅に変わったということはないはずであるから，患者が病院内での役職をもって医師の実力を判断した結果と考えている．

このような患者心理を思うと，下級医のトラブルを少しでも減らすために，上級医とチームで医療を行っているということを患者にアピールすべきである．また，学内，院内に眼形成の専門家がいない場合，学外，院外の専門家に意見を求めたり，紹介したりなどの努力はすべきであるし，そのような医師の下で長期研修を行い，実力をつけるのも一法である．長期と書いたが，ある分野で専門医レベルに達していない医師が見学だけで一人前になれるような甘い分野は1つもない．手術や診療を見てもその意味するところや背景が理解できないからである．

各疾患に対する治療法の提示

①その治療法を選択した理由，②治療の効果，③合併症を以下に記す[3]．

1．上眼瞼下垂
a）挙筋前転
①原則，挙筋機能4mm以上の患者
②上眼瞼の挙上
③上がりすぎることがある，上がり足りないこ

ともある，カーブが不自然になることがある，左右差が出ることがある，重瞼幅が狭くなる，兎眼になることがある，ドライアイになることがある，屈折の変化によって一時的に視力が落ちることがある，糸が瞼板面から突き抜けて目に傷がつくことがある，つっぱった感じが持続することがある，など．

b）吊り上げ術
①挙筋機能が3mm以下の患者
②上眼瞼の挙上．人工物では修正が容易，筋膜では感染が少ない．
③吊り上げ材が露出することがある(人工物)，吊り上げ材が感染することがある，長期的に緩んでくることがある(人工物)，長期的にみて兎眼になることがある(筋膜)，など．

2．上眼瞼皮膚弛緩
a）まぶたの皮膚切除
①同時に眼瞼下垂手術を行うことができ，また，重瞼を作ることができる．
②皮のたるみがとれる．
③上方の厚い皮が下りてくるため厚ぼったい外観になる，瞼縁の腫れが長引く，外側のたるみがとりにくい，重瞼がとれてしまうことがある，など．

b）眉下皮膚切除
①眉下の厚い皮を切除するので上眼瞼の薄い皮膚を温存できる，外側の皮をとりやすい．
②より自然な感じの上眼瞼になる．
③眉下の傷が目立たなくなるまでに6～12か月ほどかかる，皮膚がリフトされ血流が良くなるため赤みがかった皮膚になる，など．

c）埋没法重瞼術
①手術侵襲が少ない．
②重瞼作成によって皮がたくし上げられ，たるみが改善される．
③糸がとれて元に戻ることがある，あまり高い位置に糸を固定できないため効果が十分に出ないことがある．

3．下眼瞼内反症

①再発の少ない治療法の選択．現状では lower eyelid retractors advancement が単一手術では最も再発率が小さい（2〜4％）．ピンチテストで 8 mm をカットオフとすると，8 mm 未満での再発率は 0％，8 mm 以上では 8.7％の再発がある[4]．その際，lateral tarsal strip または transcanthal canthopexy を加えると再発率は 0％となる．

②下眼瞼内反症の改善

③．①で示した方針を守れば再発はない（2020年 3 月現在）．

4．霰粒腫

a）皮膚側からのアプローチ

①霰粒腫が皮膚側に飛び出し赤くなっている，または内容物が露出している．

②霰粒腫の改善

③上眼瞼で切開位置を高くとった場合，予定外重瞼ができることがある，長く放置された霰粒腫で皮膚瘢痕がきつい場合，下眼瞼の外反や兎眼を修正できないことがある．

b）結膜側からのアプローチ

①霰粒腫が小さく皮膚面からは見えない．

②霰粒腫の改善

③上眼瞼では稀に術後異物感を感じることがある．

5．眼窩脂肪ヘルニア

①切除しか方法はない．

②改善

③再発の可能性．鑑別診断が重要．デルモイドや悪性リンパ腫との鑑別は重要．デルモイドは脂肪ヘルニアよりも薄い色でクリーム色，瞼裂下部に及ぶ．悪性リンパ腫はサーモンピンク〜赤紫のような色調．眼窩脂肪ヘルニアと思ったら，必ず結膜嚢を観察しておく．

6．眼窩壁骨折

①手術目的は眼球運動の改善，眼球陥凹の改善である．したがって，眼窩壁骨折があっても，これらに問題がなければ手術を行う必要はない．

②手術を行った場合：上記症状の改善が期待できる．

手術を行わなかった場合：眼窩気腫や眼窩内出血を伴っていた場合，時間とともに眼球運動が改善してくる．

③手術を行った場合：眼窩内血腫発生の可能性，筋肉が絞扼されていた場合では特に術後に眼球運動の改善が思わしくない時がある．

手術を行わなかった場合：骨折自体はそのままである．

7．涙嚢鼻腔吻合術（DCR）

a）経皮法

①100％の改善を目指す，鼻中隔弯曲がある．

②流涙の改善

③3 弁法や 8 弁法で行えば再発はないが，0〜2弁法では 5％程度の再閉塞がある：皮膚の傷が少し残る．

b）経鼻法

①皮膚に傷を作らずに涙道閉塞の手術を行うことができる．

②流涙の改善

③5％程度の再閉塞がある．

おわりに

眼球附属器疾患診療，眼形成手術のリスクマネジメントに関する持論を述べた．良好な医師-患者関係に基づいて診療できることが理想ではあるが，うまくいかないことも多い．そのような場合への対抗策として本稿がお役に立てば幸いである．

文　献

1）末吉宜子，寺尾幸治，伊藤茂孝ほか：美容医療トラブル解決への実務マニュアル―施術別裁判例を踏まえて．日本加除出版，2018.
　　Summary　美容医療トラブルの実際を示した名著．
2）柿﨑裕彦：眼形成外科―虎の巻，メディカル葵出版，2009.
　　Summary　用語集や必読文献一覧などがあり，

勉学の便宜が図ってある.

3) 柿﨑裕彦：2時間でわかる！目のまわりの「？」な病気ぜんぶ，メディカ出版，2016.
   Summary 眼球附属器疾患を概観するのに適した教科書.

4) Lee H, Takahashi Y, Ichinose A, et al：Comparison of surgical outcomes between simple posterior layer advancement of lower eyelid retractors and combination with a lateral tarsal strip procedure for involutional entropion in a Japanese population. Br J Ophthalmol, **98**：1579-1582, 2014.
   Summary 再発率0%の内反症手術に関する論文.

読めばわかる！

臨床不眠治療

—睡眠専門医が伝授する不眠の知識—

著 中山明峰　名古屋市立大学睡眠医療センター長

2019 年 6 月発行　B5 判　96 頁　定価（本体価格 3,000 円＋税）

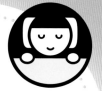

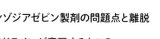

CONTENTS

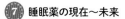

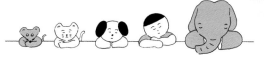

ここからスタート！

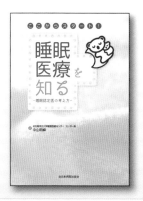

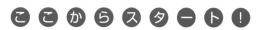

睡眠医療を知る

—睡眠認定医の考え方—

CONTENTS

著 中山明峰　名古屋市立大学睡眠医療センター長

2017 年 6 月発行　B5 判　136 頁
定価（本体価格 4,500 円＋税）

全日本病院出版会　〒113-0033 東京都文京区本郷 3-16-4　Tel：03-5689-5989
www.zenniti.com　　　　　　　　　　　　　　　　　　　 Fax：03-5689-8030

FAX による注文・住所変更届け

改定：2015 年 1 月

　毎度ご購読いただきましてありがとうございます．

　読者の皆様方に小社の本をより確実にお届けさせていただくために，FAX でのご注文・住所変更届けを受けつけております．この機会に是非ご利用ください．

◇ご利用方法

　FAX 専用注文書・住所変更届けは，そのまま切り離して FAX 用紙としてご利用ください．また，注文の場合手続き終了後，ご購入商品と郵便振替用紙を同封してお送りいたします．**代金が 5,000 円をこえる場合，代金引換便とさせて頂きます．**その他，申し込み・変更届けの方法は電話，郵便はがきも同様です．

◇代金引換について

　本の代金が 5,000 円をこえる場合，代金引換とさせて頂きます．配達員が商品をお届けした際に，現金またはクレジットカード・デビットカードにて代金を配達員にお支払い下さい(本の代金＋消費税＋送料)．(※年間定期購読と同時に 5,000 円をこえるご注文を頂いた場合は代金引換とはなりません．郵便振替用紙を同封して発送いたします．代金後払いという形になります．送料は定期購読を含むご注文の場合は頂きません)

◇年間定期購読のお申し込みについて

　年間定期購読は，1 年分を前金で頂いておりますため，代金引換とはなりません．郵便振替用紙を本と同封または別送いたします．送料無料，また何月号からでもお申込み頂けます．

　毎年末，次年度定期購読のご案内をお送りいたしますので，定期購読更新のお手間が非常に少なく済みます．

◇住所変更届けについて

　年間購読をお申し込みされております方は，その期間中お届け先が変更します際，必ずご連絡下さいますようよろしくお願い致します．

◇取消，変更について

　取消，変更につきましては，お早めに FAX，お電話でお知らせ下さい．

　返品は，原則として受けつけておりませんが，返品の場合の郵送料はお客様負担とさせていただきます．その際は必ず小社へご連絡ください．

◇ご送本について

　ご送本につきましては，ご注文がありましてから約 1 週間前後とみていただきたいと思います．お急ぎの方は，ご注文の際にその旨をご記入ください．至急送らせていただきます．2〜3 日でお手元に届くように手配いたします．

◇個人情報の利用目的

　お客様から収集させていただいた個人情報，ご注文情報は本サービスを提供する目的(本の発送，ご注文内容の確認，問い合わせに対しての回答等)以外には利用することはございません．

　その他，ご不明な点は小社までご連絡ください．

株式会社　全日本病院出版会　〒 113-0033 東京都文京区本郷 3-16-4-7 F
電話 03(5689)5989　FAX03(5689)8030　郵便振替口座 00160-9-58753

FAX 専用注文書　　　年　　月　　日

○印	MB OCULISTA 5周年記念書籍	定価(税込10%)	冊数
	すぐに役立つ眼科日常診療のポイント —私はこうしている—	10,450 円	

（本書籍は定期購読には含まれておりません）

○印	MB OCULISTA	定価(税込10%)	冊数
	2020 年 1 月～12 月定期購読(No.82～93：計 12 冊)(送料弊社負担)	41,800 円	
	No.85　よくわかる屈折矯正手術	3,300 円	
	No.84　眼科鑑別診断の勘どころ　増大号	5,500 円	
	No.83　知らずにすまない神経眼科疾患！	3,300 円	
	No.82　眼科手術の適応を考える	3,300 円	
	No.81　おさえておきたい新しい前眼部検査	3,300 円	
	No.80　令和の白内障手術	3,300 円	
	No.79　眼科医のための皮膚疾患アトラス	3,300 円	
	No.72　Brush up 眼感染症 —診断と治療の温故知新—　増大号	5,500 円	
	No.60　進化する OCT 活用術 —基礎から最新まで—　増大号	5,500 円	
	No.48　眼科における薬物療法パーフェクトガイド　増大号	5,500 円	
	その他号数（号数と冊数をご記入ください） No.		

○印	書籍・雑誌名	定価(税込10%)	冊数
	ストレスチェック時代の睡眠・生活リズム改善実践マニュアル	3,630 円	
	美容外科手術 —合併症と対策—	22,000 円	
	すぐに役立つ眼科日常診療のポイント —私はこうしている—	10,450 円	
	ここからスタート！眼形成手術の基本手技	8,250 円	
	超アトラス 眼瞼手術 —眼科・形成外科の考えるポイント—	10,780 円	
	PEPARS No.87 眼瞼の美容外科 手術手技アトラス　増大号	5,500 円	
	PEPARS No.147 美容医療の安全管理とトラブルシューティング　増大号	5,720 円	

お名前	フリガナ 　　　　　　　　　　　　　　　　㊞	診療科
ご送付先	〒　　－ □自宅　　□お勤め先	
電話番号		□自宅　　□お勤め先

雑誌・書籍の申し込み合計 5,000 円 以上のご注文は代金引換発送になります

—お問い合わせ先—
㈱全日本病院出版会営業部
電話　03(5689)5989
FAX　03(5689)8030

全日本病院出版会行

FAX 03-5689-8030

年　　月　　日

住 所 変 更 届 け

お 名 前	フリガナ	
お客様番号		毎回お送りしています封筒のお名前の右上に印字されております8ケタの番号をご記入下さい。
新お届け先	〒　　　　　都 道 　　　　　　府 県	
新電話番号	（　　　　　）	
変更日付	年　　月　　日より	月号より
旧お届け先	〒	

※ 年間購読を注文されております雑誌・書籍名に✓を付けて下さい。
- ☐ Monthly Book Orthopaedics（月刊誌）
- ☐ Monthly Book Derma.（月刊誌）
- ☐ 整形外科最小侵襲手術ジャーナル（季刊誌）
- ☐ Monthly Book Medical Rehabilitation（月刊誌）
- ☐ Monthly Book ENTONI（月刊誌）
- ☐ PEPARS（月刊誌）
- ☐ Monthly Book OCULISTA（月刊誌）

FAX 03-5689-8030

全日本病院出版会行

Monthly Book OCULISTA バックナンバー一覧

2020.4. 現在

通常号 3,000 円＋税　　増大号 5,000 円＋税

No. 9 以前のバックナンバー，各目次等の詳しい内容はホームページ(www.zenniti.com)をご覧ください.

編集主幹：村上　晶　順天堂大学教授 　　　　　高橋　浩　日本医科大学教授	No. 86　編集企画： 峰村健司　こはら眼科／ 　　　　　順天堂大学病院管理学講座非常勤講師

Monthly Book OCULISTA　No. 86

2020 年 5 月 15 日発行（毎月 15 日発行）
定価は表紙に表示してあります.
Printed in Japan

発行者　　末　定　広　光
発行所　　株式会社　全日本病院出版会
〒 113-0033　東京都文京区本郷 3 丁目 16 番 4 号 7 階
電話　(03)5689-5989　Fax　(03)5689-8030
郵便振替口座 00160-9-58753
印刷・製本　三報社印刷株式会社　　　電話　(03)3637-0005
広告取扱店　㈱メディカルブレーン　　電話　(03)3814-5980

© ZEN・NIHONBYOIN・SHUPPANKAI, 2020